Najoua Bousfiha
My. Abdelilah Melhouf
Abdelaziz Banani

Sarcomes utérins

Najoua Bousfiha
My. Abdelilah Melhouf
Abdelaziz Banani

# Sarcomes utérins

### Diagnostic et prise en charge

Presses Académiques Francophones

**Impressum / Mentions légales**
Bibliografische Information der Deutschen Nationalbibliothek: Die Deutsche Nationalbibliothek verzeichnet diese Publikation in der Deutschen Nationalbibliografie; detaillierte bibliografische Daten sind im Internet über http://dnb.d-nb.de abrufbar.

Information bibliographique publiée par la Deutsche Nationalbibliothek: La Deutsche Nationalbibliothek inscrit cette publication à la Deutsche Nationalbibliografie; des données bibliographiques détaillées sont disponibles sur internet à l'adresse http://dnb.d-nb.de.

Coverbild / Photo de couverture: www.ingimage.com

Verlag / Editeur:
Presses Académiques Francophones
ist ein Imprint der / est une marque déposée de
AV Akademikerverlag GmbH & Co. KG
Heinrich-Böcking-Str. 6-8, 66121 Saarbrücken, Deutschland / Allemagne
Email: info@presses-academiques.com

Herstellung: siehe letzte Seite /
Impression: voir la dernière page
**ISBN: 978-3-8381-8999-4**

# Sommaire

# *Introduction :*

Les sarcomes utérins sont des tumeurs malignes rares, caractérisées par leurs mauvais pronostics. En fait il s'agit d'un groupe hétérogène regroupant plusieurs types histologiques, développés tous à partir du tissu de soutien utérin, dont les plus fréquents sont les leiomyosarcomes, les tumeurs du stroma endométrial et les tumeurs mésenchymateuses mixtes.

Ces tumeurs posent un problème diagnostique à l'étape clinique, radiologique et anatomopathologique. En effet, le diagnostic est posé le plus souvent en post-opératoire sur pièce de myomectomie ou d'hystérectomie.

La prise en charge thérapeutique est mal codifiée. De nombreuses études sont en cours afin d'établir de nouvelles thérapeutiques ce qui permettra d'améliorer le pronostic fâcheux de ces tumeurs.

Ce travail tente à mettre l'accent sur l'épidémiologie des sarcomes utérins, les différents moyens ainsi que les difficultés diagnostiques, la prise en charge thérapeutique et les facteurs pronostics des sarcomes utérins en vu d'aider le clinicien dans sa pratique quotidienne.

# Partie théorique

## I. Epidémiologie :

Les sarcomes utérins sont des tumeurs rares. Ils représentent 1-3% de l'ensemble des tumeurs malignes du tractus génital féminin [1][2] et entre 3 et 7.4% des tumeurs malignes du corps utérin. [3]

## II. Anatomopathologie :

### A. Rappel embryologique et histologique :

Tous les constituants de l'utérus dérivent du mésoderme. En effet, les canauxde mullers proviennent de l'épithélium coelomique de l'éminence génitale, fusionnent à leur partie caudale formant ainsi, l'ébauche des trompes, de l'utérus etdu vagin. Ensuite, l'épithélium cubique se différencie de façon différente ; il devient pavimenteux stratifié au niveau du vagin, cylindrique au niveau de l'utérus et des trompes. Les fibres musculaires lisses apparaissent enfin à la périphérie.

Ainsi, l'utérus présente 03 tuniques :

• Séreuse : constituée d'éléments conjonctivo-élastiques, elle ne revêt qu'une partie de l'utérus.• Musculeuse ou myomètre: composée de fibres musculaires lisses, fusiformes, groupées en faisceaux à orientation variables, séparés par des lames conjonctives

• Muqueuse ou endomètre : En phase pré pubertaire l'endomètre est constitué d'un épithélium cylindrique avec quelques îlots de cellules ciliées et de rares tubes glandulaires, un stroma cytogéne de type mésenchymateux et un réseau artériel.

Après la puberté, cette muqueuse présente des aspects variables selon les influences hormonales des différentes phases du cycle.

Ceci peut aider à la compréhension des différentes combinaisons tissulaires que peut contenir un sarcome utérin.

## B. Histologie :

### B.1. Classification :

Plusieurs classifications de sarcomes utérins ont été proposées dont la dernière est celle de l'OMS (organisation mondiale de la santé) établit en 2003 [4] :

> Tumeurs mésenchymateuses :

• Tumeurs du stroma endométrial :

• Sarcome du stroma endométrial de bas grade

• Nodule du stroma endométrial

• Sarcome endométrial indifférencié

• Tumeurs du muscle lisse

• Léiomyosarcome

Variante épithéloïde

Variante myxoïde

• Tumeur musculaire lisse à potentiel de malignité incertain

• Léiomyome et variantes

• Tumeurs mésenchymateuses variées

• Tumeur mixte du stroma endométrial et muscle lisse

• Tumeur périvasculaire épithéloïde

• Tumeur adénomatoide

• Autres tumeurs malignes mésenchymateuses

• Autres tumeurs bénignes mésenchymateuses

➤ Tumeurs mixtes mésenchymateuses et épithéliales

• Carcinosarcome (carcinome métaplastique,Tumeur maligne mullerienne mixte)

• Adenosarcome

• Carcinofibrome

• Adenofibrome

• Adenomyome

• Variante polypoide atypique

**B.2. Grading :**

Il n'existe pas de système de grading propre au sarcome utérin. Les différents systèmes servent pour la classification de l'ensemble des sarcomes des tissus mous. Le plus utilisé est le modèle français de la fédération nationale des centres de lutte contre le cancer FNLCC représenté ci-dessous [5] :

Système de grade histologique de la FNCLCC : *

• Différentiation tumorale :

Score1 : sarcome qui ressemble à un tissu adulte normal

Score2 : sarcome pour lesquels le diagnostic de type histologique est certain

Score3 : sarcomes indifférenciés

• Index mitotique :

Score 1 : 0 à 9 mitoses pour 10 champs **

Score 2 : 10 à 19 mitoses 10 champs **

Score 3 : plus de 19 mitoses pour 10 champs **

• Nécrose tumorale :

Score 0 : pas de nécrose

Score 1 : moins de 50% de nécrose tumorale

Score 2 : plus de 50% de nécrose tumorale

Grade 1 : Scores 2-3 Grade 2 : Scores 4-5 Grade 3 : Scores 6-8

NB : Le score total est la somme des scores de la différentiation tumorale, l'index mitotique et la nécrose tumorale.

• d'après coindre et coll [6] ** un champs mesure $0.1734$ mm$^2$

**B.3. Stadification :**

Les deux classifications les plus utilisées sont celles de la FIGO et la TNM.

La classification FIGO est basée sur des données chirurgicales alors que la TNM est basée sur les données cliniques et histopathologiques. [7]

Les deux classifications sont rapportées à titre comparatif : tableau 1

| Catégories TNM | Stades FIGO | |
|---|---|---|
| Tx | | Tumeur primitive ne peut être évaluée |
| T0 | | Pas de tumeur primitive décelable |
| Tis | 0 | Carcinome in situ (carcinome pré invasif) |
| | | |
| T1 | I | Tumeur limitée au corps utérin |
| T1a | IA | Tumeur limitée à l'endomètre |
| T1b | IB | Envahissement <50% du myomètre |
| T1c | IC | Envahissement >50% du myomètre |
| | | |
| T2 | II | Tumeur envahissant le col mais ne dépassant pas les limites de l'utérus |
| T2a | IIA | Envahissement des glandes endocervicales uniquement |
| T2b | IIB | Envahissement du stroma cervical |
| | | |
| T3 et/ou N1 | III | Envahissemen local ou régional codifié comme suit en: |
| T3a | IIIA | Tumeur envahissant la séreuse et : ou les annexes (extension directe ou métastase) et : ou avec cytologie positive dans l'ascite ou dans le lavage péritonéale |
| T3b | IIIB | Envahissement vaginal (extension directe ou métastase) |
| | IIIC | Adénopathie métastatique pelvienne ou para-aortique |
| | | |
| T4 | IVA | Tumeur envahissant la muqueuse vésicale et /ou la muqueuse intestinale |
| M1 | IVB | Métastase à distance (à l'exclusion des métastases vaginales, péritonéales, pelviennes ou annexielles, mais comprenant les adénopathies intra abdominales autres que para-aortiques et /ou les adénopathies inguinales). |

*N.B.*

-T. Tumeur primitive

-N. Adénopathies régionales

Nx : Adénopathies régionales ne peuvent être évalués

N0 : Pas d'adénopathie régionale métastatique

N1 : Adénopathies régionales métastatiques

Les ganglions régionaux sont

1. Les ganglions pelviens

• hypogastriques

• ganglions iliaques communs

• ganglions iliaques internes

• ganglions iliaques du paramètre

• ganglions sacrés

2. Les ganglions para aortiques

NB : La présence d'un lymphoedème ne suffit pas pour classer la tumeur T4

**B.4. Sous types histologiques** :

• *Léiomyosarcome utérin*

**Définition** :

Tumeur maligne de nature conjonctive, formée par des cellules reproduisant les caractéristiques histologiques du muscle lisse [4]

Macroscopie et histologie :

1. Macroscopie : [4]

Tumeur solitaire, intra- pariétale, volumineuse (diamètre moyen 08 cm), charnue, mal limitée avec surface de section blanc-grisâtre interrompue de zones d'hémorragie et de nécrose.

2. Histologie : [4]

2. A Forme habituelle :

Cellules fusiformes ad joncées en faisceaux,

Cytoplasme éosinophile,

Noyau allongé hyperchromatinique à chromatine lâche,

Nucléole proéminent,

Atypies nucléaires marquées,

Nécrose cellulaire marquée ; mais son absence n'exclut pas le diagnostic,

Envahissement vasculaire retrouvé dans 25% cas

Occasionnellement, des cellules géantes ressemblant aux ostéoclastes ou encore des cellules xanthomateuses peuvent être retrouvées.

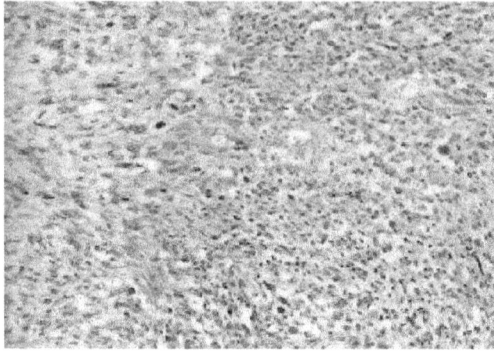

Fig1: léiomyosarcome: tumeur démontrant une nécrose cellulaire coagulative avec transition brutale de cellules tumorales viables aux cellules nécrosées sans interposition de collagéne.[4]

## 2. B. Variantes :

### 2. B. a. Variante épithéloïde :

Le léiomyosarcome épithéloïde combine un phénotype épithéloïde avec les caractéristiques classiques de malignité : atypies cytologiques ; nécrose cellulaire tumorale ; index mitotique élevé, hypercellularité. [8][9][10]

Spécifiquement, la différentiation épithéloïde possède des cellules à configuration arrondie avec cytoplasme éosinophile à clair .Quand le cytoplasme est totalement clair, on parle de cellule claire

Fig 2: Leiomyosarcome épithéloide : La nécrose cellulaire tumorale est associée au pléomorphisme cellulaire important. [4]

## 2. B. b. Variante myxoïde :

Le léiomyosarcome myxoïde est une tumeur large, gélatineuse qui parait le plus souvent bien circonscrite. [11][12]

Les cellules musculaires lisses sont largement séparées par du matériel myxoïde.

L'index mitotique est généralement faible. Ceci peut être expliqué par la faible cellularité de ces tumeurs.

La plupart des leiomyosarcomes myxoides présentent un pléomorphisme cellulaire avec un gros noyau.

L'invasion vasculaire et l'infiltration myométriale sont deux caractéristiques utiles au diagnostic

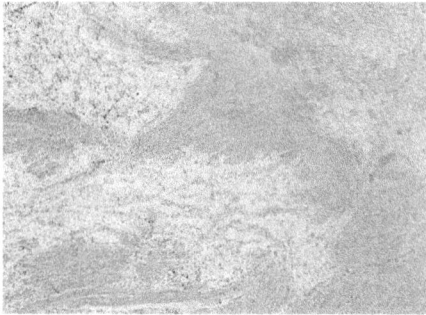

Fig 3 : léiomyosarcome myxoide tumeur pauci cellulaire infiltrant le myométre

2. C .Critères diagnostiques des léiomyosarcomes : [13]

Les principaux critères diagnostiques des léiomyosarcomes utérins sont : tableau 2

• Atypies nucléaires

• Index mitotique élevé

• Nécrose cellulaire tumorale coagulative

Immuno-histochimie :

Le Leiomyosarcome exprime les marqueurs conjonctifs, vimentine, actine muscle lisse, Caldesmone et desmine [14]

En ce qui concerne le CD 1O, les premiers auteurs l'ont reconnu comme négatif. Mais des études ultérieures ont démontré une positivité faible et plus ou moins étendue dans la majorité des léiomyosarcomes analysés.[Chu et coll. ] [ McClugge et coll.] [Toki et coll.] [15][16][17]. Ainsi, la spécificité de ce marqueur pour les tumeurs stromales a été reconsidérée.

Les récepteurs hormonaux stéroïdiens sont exprimés par 11% à 60% des LMS. [18] [19] [20] [21]

Récemment Loddenkemper et coll. [22] ont démontré une expression modérée à forte des récepteurs à l'ocytocine dans 100% de la tumeur au niveau de 05/08 LMS étudiés, et une positivité faible dans 10-20% des 03 autres LMS. Ceci peut être de grand apport pour le diagnostic différentiel entre leiomyosarcomes et tumeurs stromales.

Cytogénétique

• Les premières aberrations chromosomiques au niveau des léiomyosarcomes

utérins ont été décrites en 1988 [23][24]

• Depuis, de nombreuses études se sont intéressées à l'identification des perturbations génétiques au niveau de ces tumeurs, mais les résultats restent limitées par leur rareté et il n'existe pas jusqu'à présent des anomalies communes à tous les léiomyosarcomes. Les anomalies les plus fréquemment rapportées sont :

-Translocations et délétions 1p13 ~ 1pter ;

-Monosomies des chromosomes 18 et 22 [25][26][27][28][29]

-Monosomie chromosome 6 [26][29]

-Perte chromosome 18, 22 [30]

-Polyploidie par gain partiel ou total du chromosome 8 [31]

-B. Levy et al.[30] rapportent un gain au niveau du bras long du chromosome 1 concernant la région 1q21-1q22, qui est fréquemment amplifiée au niveau des sarcomes des tissus mous [32][33]

-L'expression du proto-oncogéne C– Kit a été retrouvée dans 75% des cas de la série de Lina Wang et al. suggérant son utilisation pour différencier un léiomyosarcome des léiomyomes non conventionnels. [34]

-Récemment A. COOSEMANS et coll. [35]ont identifié l'expression du gène WT1 localisé au niveau du chromosome 11p 13 confirmant les résultats de Sotobori et coll. en 2006.[36]

Diagnostic différentiel

Le léiomyosarcome utérin peut prêter à confusion avec de nombreux types histologiques, bénins pour la plupart, et la distinction s'avère difficile dans certains cas nécessitant une étude soigneuse des échantillons.

• Le léiomyome à haute cellularité : LHC

L'OMS définit le léiomyome à haute cellularité, un léiomyome dont la cellularité est significativement augmentée par rapport au myomètre entourant. En effet, la constatation d'une hypercellularité suggère le diagnostic de léiomyosarcome qui sera exclu par l'absence de nécrose cellulaire, d'atypie cellulaire modérée à sévère et par l'existence d'un faible index mitotique [13][37][38]

• Le léiomyome mitotiquement actif :

Rencontré le plus souvent en pré ménopause, le léiomyome mitotiquement actif a le même aspect macroscopique et histologique que le léiomyome commun à l'exception des figures mitotiques qui sont supérieures ou égales à 05 par 10 HPF

[39][40] Ce diagnostic est retenu après exclusion des atypies nucléaires modérées à sévères, de figures mitotiques anormales ainsi que des zones d'hémorragie et de nécrose. (Tableau 3)

L'évolution clinique est favorable malgré un traitement conservateur par myomectomie. [13]

• Léiomyome avec hémorragie cellulaire et modifications induites par les hormones :

Forme de léiomyome cellulaire rencontrée chez des femmes sous contraception orale ou au cour de la grossesse et du post-partum. Des zones d'hémorragie multifocales sont présentes. L'index mitotique peut être légèrement augmenté au pourtour de ces zones. La nécrose est généralement absente, de même que les atypies des figures mitotiques et les atypies cytologiques. [14]

• Léiomyome atypique :

Le diagnostic de léiomyome atypique LA est toujours difficile à poser. En effet, les atypies cellulaires même sévères, ne peuvent à elles seules, faire porter le diagnostic de malignité. [19][41]

Un léiomyome qui présente des atypies cytologiques modérées à sévères, sans nécrose cellulaire ni index mitotique excédant 10 mitoses/ 10 HPF, ne peut être considéré comme malin.

Les cellules atypiques possèdent un gros nucléole hyperchromatinique .

Des inclusions cytoplasmiques pseudo nucléaires sont souvent présentes.

Ces cellules peuvent être diffuses au myome ou regroupées avec localisation multifocale

Par définition, l'index mitotique ne dépasse jamais 10 mitoses /10 champs et la nécrose cellulaire est absente. Ainsi, un index mitotique supérieur à 10 mitoses / 10 HPF est synonyme de malignité

De même, la présence des atypies cellulaires modérées à sévères diffuses associées à une coagulation et nécrose tissulaire doit faire considérer un léiomyosarcome quelque soit l'index mitotique. (tableau 2)

Le LMS peut, par endroits, ne pas présenter les caractéristiques typiques d'hypercellularité, d'atypie cellulaire et d'index mitotique élevé. De ce fait, une étude exhaustive avec large échantillonnage est nécessaire pour exclure un léiomyosarcome.

Le léiomyome atypique est un diagnostique d'exclusion [14]

Dans une étude récente, Downes et Hart [41] constatent que la combinaison d'aneuploïdie et une activité élevée de MIB-1 est utile pour distinguer le léiomyome atypique du léiomyosarcome. [42]

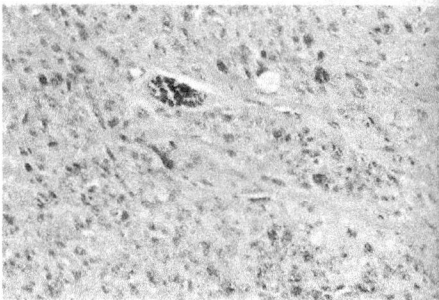

Fig : Léiomyome atypique : Tumeur cellulaire exhibant un pléomorphisme nucléaire sans figures mitotiques ni nécrose cellulaire tumorale. [4]

• Léiomyome épithéloïde

Catégorie de léiomyome regroupant le léiomyoblastome, le léiomyome à cellules claires et le léiomyome plexiforme [43]

En l'absence d'atypies cytologiques, de nécrose cellulaire et d'index mitotique élevé ces tumeurs sont considérées comme bénignes.

Le comportement des tumeurs possédant au moins 2 des critères suivants : diamètre supérieur à 06 cm, atypies cytologiques modérées à sévères, activité mitotique modérée (2-4 M/ 10 HPF), nécrose cellulaire est encore mal connu.

Les tumeurs possédant un index mitotique 05 /10 HPF doivent être considérées comme léiomyosarcome épithéloïde [43][44]

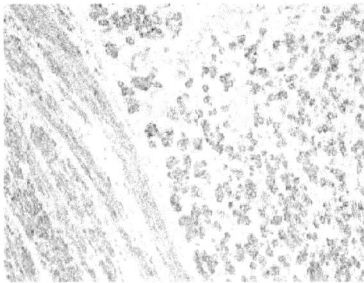

Fig 4 : Léiomyome épithéloide : Les tumeurs cellulaires à droite et les myométriale normale à gauche sont immonoréactive avec desmine. [4]

• Léiomyome myxoïde :

Tumeur musculaire lisse bénigne, dont les cellules sont séparées par du matériel myxoïde [11] [2]

C'est une tumeur bien circonscrite, avec absence d'atypie cytologique et de figure mitotique.

• Tumeur musculaire lisse à potentiel de malignité incertain : STUMP (Smooth Muscle Tumor of Uncertain Malignant Potentiel) [14]

Le diagnostique est posé quand il y a un doute significatif concernant certains aspects histologiques. Cette situation devient de plus en plus rare avec les avancées anatomopathologiques actuelles. Voici quelques situations où la tumeur est reconnue comme STUMP :

1. L'information clinico pathologique à propos du type histologique est insuffisante et il existe pour n'importe quelle raison des chances pour que la tumeur ne soit pas bénigne. Ceci peut se voir en cas de tumeur épithéloïde et myxoïde avec index mitotique élevé, atypies peu prononcées et absence de nécrose.

2. Il existe un doute concernant le type de différentiation musculaire lisse pouvant influencer l'estimation du pronostique de la tumeur.

3. Incertitude concernant l'index mitotique pouvant changer le pronostic clinique donné à la tumeur.

Ce problème se pose le plus fréquemment avec les tumeurs ayant une différentiation musculaire lisse standard avec absence de nécrose cellulaire et présence d' atypies cytologiques modérées à sévères, d'index mitotique aux alentours de 10 / HPF, et de structures qui peuvent être considérées soit comme figures mitotiques anormales et la tumeur sera considérée comme léiomyosarcome, soit comme caryorrhéxie nucléaire et dans ce cas, le diagnostic sera un léiomyome atypique.

4. Incertitude concernant l'existence de nécrose cellulaire tumorale. Parfois la distinction entre la nécrose hyaline, par infarctus et celle en rapport avec la nécrose tumorale est difficile.

Bel et Coll [13] ont établit des critères, résumées dans le tableau, pouvant aider dans la classification des tumeurs musculaires lisses

| Nécrose cellulaire | Atypies | Index mitotique MF/10 HPF | Diagnostic |
|---|---|---|---|
| Présente | Diffuse modérée à sévère | Quelconque | Léiomyosarcome |
| | Absente à modérée | > 10 | Léiomyosarcome |
| | | < 10 | Léiomyosarcome (R/O, infarctus récent d'un léiomyome due par exemple à une torsion) |
| Absente | Diffuse modérée à sévère | > 10 | Léiomyosarcome |
| | | <10 | Léiomyome atypique |
| | Absents à modérée | < 10 | Léiomyome |
| | | > 10 | Léiomyome mitotiquement actif |
| | Focale modérée à sévère | < 15 | Léiomyome avec expérience limitée, ou si IM > 15 » STUMP » |

FM : Figure mitotique, HPF, IM: index mitotique, STUMP : tumeur musculaire lisse à malignité incertaine

Tableau 2: Critères histologiques pour le diagnostic des tumeurs musculaires lisses avec la différentiation musculaire lisse standard

*Sarcome du stroma endométrial :*

***Définition: [4] [14]***

Tumeur maligne se développant à partir du stroma endométrial et envahissant le myomètre.

Elle reproduit, dans sa forme la plus différenciée, le tissu endométrial de la deuxième phase du cycle.

***Classification et historique***

Les sarcomes du stroma endométrial SSE étaient traditionnellement subdivisés en tumeur de bas et haut grade selon l'index mitotique. Mais du fait que le ESS de haut grade manque de différentiation spécifique et ne présente aucune ressemblance histologique avec le stroma endométrial, il a été désigné comme sarcome endométrial ou utérin indifférencié [45].

Cette classification distingue entre le ESS bas grade et le sarcome endométrial indifférencié selon des caractéristiques telles le pléomorphisme nucléaire et la nécrose et non pas le nombre de mitose. [4]

Macroscopie et histologie

A .SSE bas grade :

• Macroscopie :

Tumeur solitaire, intra- pariétale de consistance plus molle que celle habituellement retrouvée en cas de fibrome, généralement bien limitée avec envahissement myométrial par définition. La surface de section est jaunâtre.

Dégénérescence myxoïde, nécrose et hémorragie peuvent être observées

• *Histologie :*

➤ Typiquement :

Prolifération cellulaire uniforme,

Cellules ovalaires à allongées,

Cytoplasme amphophile,

Noyau arrondie ou ovalaire,

Chromatine fine dispersée,

Nucléole de petite taille,

Activité mitotique faible ; néanmoins un index mitotique élevé ne peut à lui seul mettre en doute le diagnostic de SSE.

La présence d'artérioles spiralées ressemblant à celles retrouvées dans l'endomètre pendant sa phase proliférative est caractéristique

L'envahissement vasculaire et lymphatique est caractéristique.

➤ Occasionnellement :

Zone de dégénérescence hyaline

Différentiation musculaire lisse

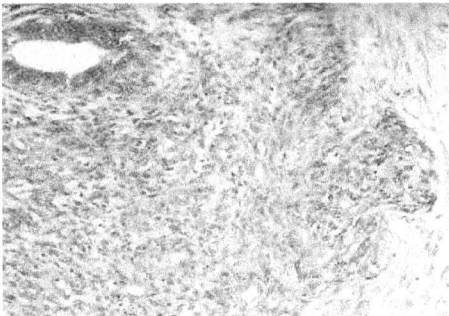

Fig 5 : SSE bas grade myoinvasif possèdant une différentiation glandulaire.

B. Sarcome endométrial indifférencié: [14]

Macroscopie:

Un ou plusieurs polypes charnu (s) avec surface de section gris- jaune

La nécrose et l'hémorragie sont souvent présentes.

Histologie :

Cellules plus larges

Cytoplasmes éosinophile ou amphophile

Atypies cellulaires marquées

Index mitotique élevé > 10 / 10 champs pouvant excédé 20/10 champs dans les zones à haute activité cellulaire.

Noyau plus volumineux que SSE de bas grade

Chromatine plus lâche

Nucléole plus apparent

L'invasion destructive du myomètre avec zones d'hémorragie et de nécrose de même que l'irrégularité et le pléomorphisme vasculaire sont hautement évocatrices d'un sarcome endométrial indifférencié

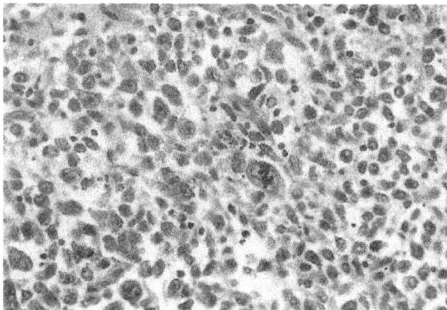

Fig 6 : Sarcome endométrial indifférencié. Les cellules atypiques ne présentent aucune ressemblance avec le tissu endométrial normal. On note la présence de figures mitotiques anormales.

Immuno-histochimie : [22]

CD10 : Du fait de son importante expression au niveau du stroma endométrial normal et tumoral (Fig. 1A et B) ; la glycoprotéine membranaire CD1O a été considérée comme spécifique et peu ou pas exprimée par les tumeurs musculaires utérines. Ainsi, Chu et al. [15] ont rapporté l'expression membranaire et cytoplasmique chez tous les 16 sarcomes du stroma endométrial SSE alors que seulement 2 des 10 léiomyomes LM avait <5 % de cellules positives et les 08 léiomyosarcomes étaient négatifs. De même McCluggage et al. [16] ont constaté que 01 nodule du stroma endométrial ESN et 13 ESS étaient tous positifs au CD10 ; une positivité faible et localisée a été constaté chez 03 des 10 LM et 03 des 05 LMS. Toki et al. [17] ont confirmé ces résultats ; dans leur série, tous les 09 ESS exprimaient le CD10 avec expression localisée dans <5 % des cellules de 08 des 12 LMS (1 LMS myxoide avait 5-49% de cellules positives).

En conséquence, la spécificité du CD10 a été remise en question puisqu' à peu prés 50 % des léiomyomes à haute cellularité (Fig 1C) et la majorité des LMS (FIG 1D) étaient aussi positifs au marqueur, indiquant que l'utilisation du CD10 dans la distinction entre les tumeurs du stoma endométrial et les tumeurs musculaires utérines doit être combinée à d'autres marqueurs. [46]

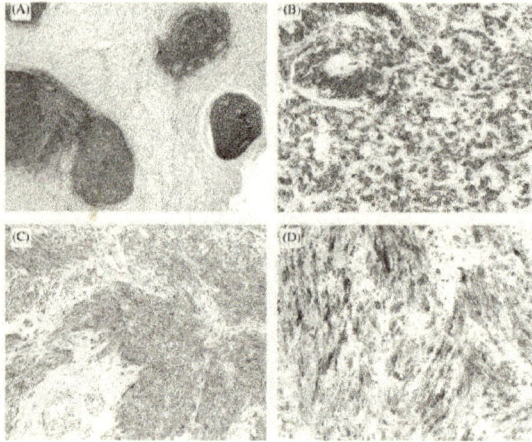

FIG 7 : Sarcome du stroma endométrial montrant une positivité diffuse au CD10 (A, B); Expression de CD10 dans un léiomyome à haute cellularité (C); Léiomyosarcome présentant une forte immuno- réactivité au CD10. [22]

### H-CALDESMON ET DESMINE :

H-caldesmon est une protéine du cytosquelette impliquée dans la régulation de la contraction du muscle lisse. Son expression est limitée au muscle lisse vasculaire et viscéral ainsi que les cellules myoépithéliales non tumorales. Elle n'est pas exprimée par les myofibroblastes ni les tumeurs dérivées des tissus mous. [47]

Rush et al. [48] ont constaté que les 12 ESS examinés étaient négatifs au Hcaldesmon alors qu'un seul cas était positif à l'immunomarquage par l'actine et la desmine. Nucci et al.[61] décrivent l'absence d'expression de H-caldesmon par 24 EST (21 Sarcomes et 3 nodules) en dehors des petits vaisseaux d'accompagnement. Au contraire, desmine était exprimée par 12 des 24 EST mais 08 des 12 étaient seulement positifs de façon localisée au niveau de < 5%des cellules. D'autres études [49][50] ont démontré que la desmine (Fig. 2B et 3B) est un marqueur aussi spécifique que la H-caldesmon (Fig. 2C et 3C) en matière de distinction entre tumeur du stroma endometrial et tumeurs musculaire lisse.

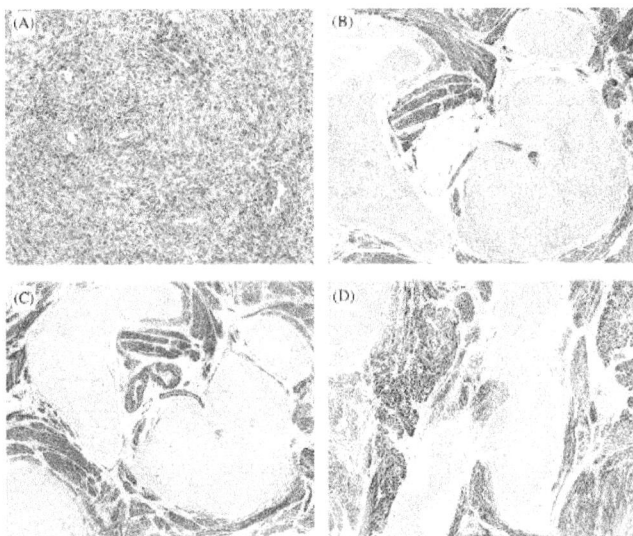

FIG 8: SSE de bas grade avec prolifération de cellules uniformes et vaissaux ressemblant aux artérioles spiralées (A) ; Absence de desmine (B) ; H-caldesmon (C) et Récepteur d' Ocytocine (D) exprimés avec forte positivité au niveau du myométre infiltré. [22]

Inhibine, CD117, HMB-45 et WT-1 :

Inhibine est produite par les cellules de la granulosa ovarienne et elle est reconnue comme marqueur sensible des tumeurs stromales du cordon sexuel de l'ovaire.[16] [51] Dans la série d'Oliva et al.[46] 10 EST étaient négatifs à l'inhibine. Dans la littérature, des cas de ESS avec zone de différentiation semblable aux cordons sexuels exprimant ; dans ces zones ; l'inhibine, ont été rapporté.

Baker et al. [52] ont trouvé que la positivité à l'inhibine était limitée aux zones à différentiation cordons sexuels-like.

CD117 : protéine produite par C-Kit proto-oncogéne. Des résultats contradictoires ont été publiés concernant l'expression du CD117 dans les tumeurs du stroma endométriales TSE. Oliva et al. [46] n'ont pas détecté de positivité dans aucun des 10 SSE , 09 LMS, 07 UTROST examinés ; ils ont conclu que ce marqueur ne pouvait aidé dans la différentiation entre les TSE et les tumeurs musculaires lisses, mais qu'il peut être utile pour différencier les ESS métastatiques ou à localisations premières extra-utérines [53] des GIST . Semblablement, Klein et Kurman ont rapporté l'expression de la protéine C-Kit dans seulement un cas des 10 SSE étudiés.

Contrairement ; Rushi et al.[48] Ont décrit une expression du CD117 à des intensités variables dans les 25 sarcomes utérins examinés comprenant 02 SSE, la mutation de l'exon 11 ou 17 n'a pourtant pas été identifiée.

WT1 : Récemment Sumathi et coll.[61] ont rapporté l'expression du WT-1 au niveau de 13 des 14 SSE de bas grade, et 3 des 5 nodules stromaux examinés. Mais la majorité des cas 12/14 des léiomyomes à haute cellularité montre une positivté au WT-1 ce qui en limite la valeur discriminative.

Récepteurs hormonaux :

Récepteurs oestrogéniques RE :

Micheline C. et coll. [54] retrouvent sur 10 échantillons examinés, 08 cas positifs au RE!, et aucun cas de positivité à RE". Du fait de la présence du RE" dans le tissu normal, les auteurs proposent ce marqueur dans le diagnostic différentiel entre nodule du stroma endométrial et sarcome du stroma endométrial, diagnostic qui se basait jusque là sur l'infiltration myométriale.

Récepteurs à la progestérone :

Micheline C. et al.[54] retrouvent sur 10 échantillons de SSE examinés, O9 cas PR positifs

Récepteurs à l'ocytocine : l'ocytocine est une hormone neurohypophysaire produite surtout lors de la grossesse et l'allaitement. Au niveau de l'utérus humain non gravide, les récepteurs à l'ocytocine OTR ont été retrouvés au niveau du myomètre et de l'endomètre [55] à des intensités variables selon les différentes phase du cycle menstruel [56] .L'expression des OTR a été décrite au niveau des adénocarcinomes de l'endomètre [57] et des léiomyomes utérins [58].Récemment, C.loddenkemper et al. [50] ont examiné l'expression des OTR dans 05 utérus normaux,05 cas d'adénomyose,10 léiomyomes conventionnels, 10 léiomyomes à haute cellularité et 09 ESS. L'épithélium normal a présenté une expression cytoplasmique faible à modérée, les cellules du stroma endométrial étaient négatives alors que les cellules musculaires lisses et une partie des vaisseaux utérins étaient fortement positives.

Tous les sarcomes du stroma endométrial étaient négatifs au OTR (fig.2D) à l'exception des régions de différenciation musculaire lisse. A l'opposé, tous les LM et LHC étaient fortement positifs au OTR (fig. 3D) ; 05 cas de LMS ont présenté une positivité modérée à forte dans 100 % des cellules et 03 cas avaient une positivité faible dans 10-20 % des cellules. Les auteurs ont rapportés de façon intéressante un cas de LMS avec composante épithélioïde ayant exprimé des OTR alors qu'il était complètement négatif à la H-Caldesmon, suggérant que les OTR peuvent être plus sensibles des tumeurs musculaires épithéloïdes et que, donc, l'utilisation d'un anticorps anti- OTR peut être d'un grand apport pour le diagnostic différentiel entre les tumeurs musculaires utérines et les ESS.

| Série | Actine du Muscle lisse | Desmine | CD10 | h-Caldesman |
|---|---|---|---|---|
| Chu et coll. [59] | 7/16 | 8/16 | 16/16 | - |
| Mc cluggage et coll. [60] | - | - | 14/14 | - |
| Toki et coll. [17] | - | - | 9/9 | - |
| Rush et coll. [48] | 1/12 | 1/12 | - | 0/12 |
| Nucci et coll. [61] | - | 12/24 | - | 0/14 |
| Oliva et coll. [46] | - | 5/10 * | 9/10 | 4/10 ** |
| Loddenkemper et coll. [50] | 5/9 | 4/9 * | 9/9 | 3/9 ** |
| Sumathi et coll. [61] | 14/19 | 8/19 | 19/19 | 2/19 *** |

* Positif principalement dans les régions de différenciation musculaire lisse

**Positivité restreinte aux zones de métaplasie du muscle lisse

***Les 2 cas sont positifs en < 5 pourcent des cellules tumorales

Tableau 3 : Récapitulatif des récepteurs hormonaux au niveau des SSE [22]

*Cytogénétique*

Les aberrations chromosomiques au niveau des ESS sont nombreuses et hétérogènes. Ainsi I. Albweld et coll.[62] rapportent au niveau des SSE de bas grade des gains au niveau de : 1 , 6q, 9q, 16p,19,20q et des pertes du 2,4q, 6, 7, 11q, 13q,15q,16q,20p ,X .

Concernant les SSE indifférenciés, les anomalies retrouvées sont des gains au niveau du 2q, 4q, 6q, 7p, 9q, 20q et des pertes au niveau des 3q, 10p, 14q. Ils en ont conclut que les anomalies génétiques dans les SSE sont hétérogènes et non corrélées au stade histologique et qu'il n'y a pas d'accumulations des aberrations entre les deux grades.

Néanmoins l'anomalie la plus fréquemment rapportée dans la littérature est la translocation t (7 ; 17) engendrant la fusion de deux Zinc finger gènes (JAZF1 et JJAZ1) (Juxtaposed with Another Zinc Finger gene 1- Joined to JAZF1) [27][63]

• *Tumeurs mixtes épithéliales et mésenchymateuses*

-Carcinosarcomes : [4]

*Définition* :

Tumeurs malignes à double composante épithéliale et mésenchymateuse

Synonymes :

Tumeurs malignes mixtes mülleriennes

Tumeurs malignes mixtes mésodermiques

Carcinomes metaplastiques

Histologie :

Macroscopie :

Le carcinosarcome se présente comme une volumineuse tumeur polypoide, nécrotique et hémorragique qui comble la cavité endométriale et envahit profondément le myomètre.

Son extension dépasse le plus souvent l'utérus

Occasionnellement, ces tumeurs peuvent être révélées lors de l'analyse anatomopathologique d'un polype endométrial d'apparence bénigne.

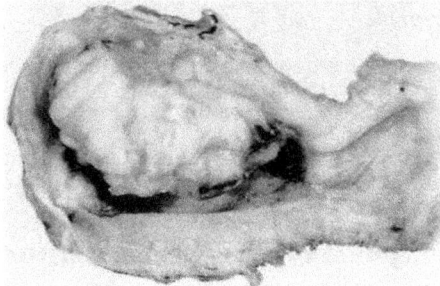

Fig 9: Carcinosarcome : coupe sagittale de l'utérus montrant une tumeur solide polypoide au dépend du fond utérin

Microscopie :

La composante épithéliale est le plus souvent glandulaire consistant en un carcinome squameux ou indifférencié dans la plus part des cas.

Quant aux éléments sarcomateux, ils peuvent être homologues ou hétérologues.

Tumeurs homologues : la composante mésenchymateuse est, le plus souvent, représentée par un sarcome indifférencié, un léiomyosarcome ou encore un sarcome du stroma endométrial.

Tumeurs hétérologues : la composante mésenchymateuse peut être formée par ducartilage, du muscle squelettique, de l'os comme il peut s'agir d'un liposarcome.

En général les éléments mésenchymateux et carcinomateux sont facilement identifiables.

Néanmoins, dans certains cas une des deux composantes peut être minoritaire ne pouvant être retrouvée qu'à travers un échantillonnage large

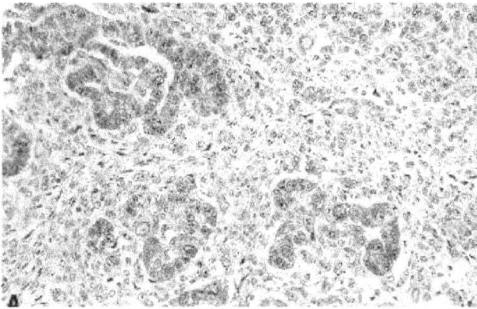

Fig 10 : Carcinosarcome : Tumeur biphasique composée d'éléments malins peu différenciés glandulaires et sarcomateux.

Immuno-histochimie :

Eléments épithéliaux sont immuno réactifs aux Anticorps anti-cytokératine

Eléments mésenchymateux sont réactifs à la vimentine.

En effet les éléments mésenchymateux réagissent souvent avec les anticorps anticytokératine soutenant la théorie d'une origine épithéliale de ces éléments.

- *Adénosarcomes*

Définition : [4]

L'adénosarcome AS est une tumeur bi phasique à double composante : épithéliale bénigne et mésenchymateuse sarcomateuse.

Histologie

Macroscopie :

L'adénosarcome se développe sous forme de masse endométriale polypoide exophytique qui s'étend vers la cavité utérine [64]

Rarement, la tumeur naît dans le myomètre probablement à partir d'adénomyose [64][65]

Dans 10-15% des cas l'AS est cervicale [66][67]

Souvent, il s'agit d'une tumeur unique polypoide, mais parfois il se présente comme des masses papillaires multiples.

La surface de section est marron tannée, avec zone d'hémorragie et de nécrose. Des petits kystes sont fréquemment présents.

Généralement, il n'existe pas d'envahissement myomètrial.

Microscopie :

Adénosarcome se présente généralement sous forme de feuille ressemblant à celleobservée dans les tumeurs phyllodes du sein. Des glandes isolées, souvent dilatées et confinées à des petites fentes, sont dispersées à travers la composante mésenchymateuse. Typiquement, il existe une condensation stromale entourant les glandes. C'est dans ces zones que se concentre la majorité des atypies stromales et d'activité mitotique. Par définition, l'épithélium est bénin.

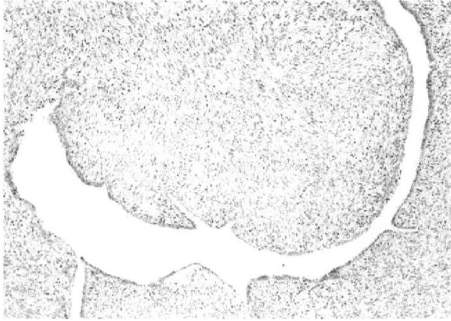

Fig 11: Aspect en feuille similaire à celui des tumeurs phyllodes mammaires, La composante mésenchymateuse contient des mitoses abondantes sans atypies nucléaires significatives. La composante épithéliale est cytologiquement normale.

Immuno-histochimie : [14]

La composante épithéliale réagit avec un large spectre d'anticorps anti-cytokératine

La composante mésenchymateuse présente une positivité par endroit au CD10 Variables degrés de réactivité avec aux marqueurs du muscle lisse, desmine et caldesmine, peuvent être observés.

## III. Diagnostic :

Les sarcomes utérins posent de nombreux problèmes à l'étape diagnostique. La clinique est pauvre et non spécifique réduite le plus souvent à la triade ménométrorragies, douleur et masse pelvienne.

Les moyens de l'imagerie ont un apport faible pour la plupart. L'imagerie par résonance magnétique et la tomographie par émission de positron ont un apport considérable mais leurs cout ainsi que leurs disponibilité en limitent l'utilisation

En fait dans la majorité des cas, le diagnostic est posé à posteriori sur pièce chirurgicale de myomectomie ou d'hysterectomie pour myome.

L'étude anatomopathologique est un moyen diagnostique incontournable.

## IV. Traitement :

Le gold standard actuellement est la chirurgie associée à une radiothérapie post-opératoire. Mais du fait de la méconnaissance initiale du diagnostic, l'étape chirurgicale est le plus souvent inadaptée au début nécessitent une réintervention.

Plusieurs molécules cytotoxiques sont proposées avec des résultats divergents.

Les nouvelles thérapeutiques, hormonales et géniques sont en cours d'essai et représentent l'espoir des praticiens.

## V. pronostic

Le pronostic des sarcomes utérins est sombre dépendant de facteurs cliniques et anatomopathologiques.

# 2eme partie Pratique

## Patientes et méthodes :

Type d'étude : rétrospective

Période : 2001- 2006

Nombre de cas : 08 patientes

Service : Service de gynécologie CHU Hassan II, Fès

Résultats :

I. Epidémiologie :

| CAS | AGE | PARITÉ | ATCD | Ménopause | Début SP-Dc |
|-----|-----|--------|------|-----------|-------------|
| 1 | 60 | G9P7 | RAS | Oui (7ans) | O4mois |
| 2 | 50 | G6P6 | RAS | non | 06mois |
| 3 | 60 | G12P11 | RAS | Oui (05ans) | 10 jours |
| 4 | 48 | G4P4 | RAS | non | 03mois |
| 5 | 36 | G0 | Polymyomectomie Anapath : bénin | non | 03mois |
| 6 | 42 | G6P6 | Hystérectomie sub-totale +conservation ovarienne pour utérus myomateux Anapath : Bénin | | 04 mois |
| 7 | 21 | G0 | RAS | Non | 02mois |
| 8 | 65 | G3P3 | RAS | Oui (15 ans) | 02 mois |

II- diagnostic

| CAS | Clinique | | | | Radiologie | | | | Biopsie, curetage biopsique, exérèse tumorale |
|---|---|---|---|---|---|---|---|---|---|
| | Saignement | DL | Masse | Autres | Echo | IRM | T | Autres | |
| 1 | Métrorragie | - | Utérus ↑ de taille | Signes urinaire | Image utérine hyper échogène 21/19mm. Ligne de Vacuité non visible | - | - | Hystéro Scopie : Paroi antéro-lat ulcérée par endroit | LMS |
| 2 | Ménorragie | + | Accouché e par le | Signes urinaires | RAS | - | - | RAS | LMS |
| 3 | Métrorragie | + | Utérus 12SA | RAS | Masse tissulaire hétérogène 137/58mm suspecte de | - | - | - | - |
| 4 | Méno-métrorragi e | + | Utérus 12SA | Signes urinaires | Masse tissulaire hétérogène aux dépens de l'utérus | - | - | - | - |

| № | Signe | Examen clinique | Échographie | Imagerie | IRM | TDM | UIV | |
|---|---|---|---|---|---|---|---|---|
| 5 | Ménorragie + | Utérus poly myomateux | RAS | Myomes de différents ages | - | | UIV : Dilatation Pyélo-calicielle | - |
| 6 | - | Pelvienne | RAS | Masse pelvienne tissulaire hétérogène vascularisée au doppler couleur évoquant en 1er Tumeur | - | | | - |
| 7 | Métrorragie | Masse vaginale déchirant l'hymen | Infection génitale basse | -Utérus RAS - Image vaginale hétérogène hyper-échogène 74/70mm | Masse endo luminale distendant cavité utérine, col vagin ; base d' implantation col 11/7/8cm, Signal inter-mediaire en T1+T2 se rehaussant par le PC en faveur de patho bénigne | | | |
| 8 | Métrorragie non | Utérus 13SA | RAS | Utérus de taille Nl surmontée de masse à composante mixte | | Masse abd mixte surtt liquidienne continuité | | - |

45

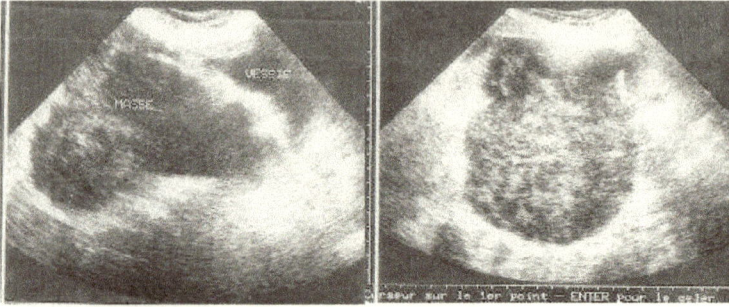

FIG 12: Masse pelvienne tissulaire (Cas 3)

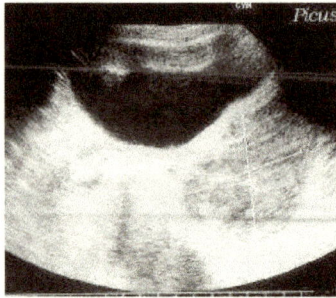

FIG 13: Image intravaginale échogéne héterogéne (Cas 7)

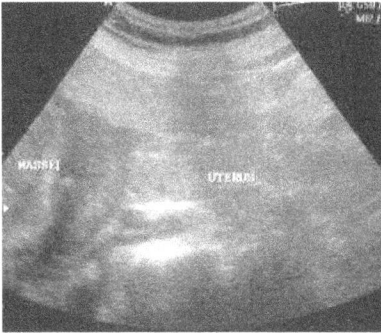

Figure 14 : utérus en coupe sagittale  transversale

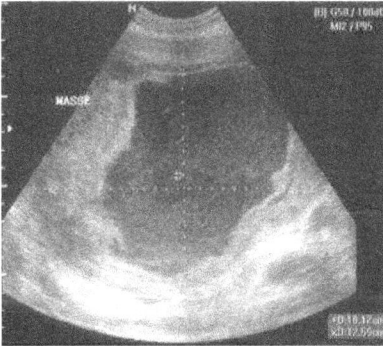

Figure 15 : utérus en coupe Passant par la masse (cas 8)

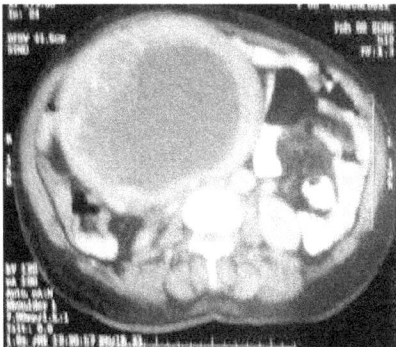

Figure 16 : aspect TDM (cas 8

## III. Traitement et résultats anatomopathologiques :

| CAS | Chirurgie | | | Anatomopathologie | | | | | TRT complémentaire |
|---|---|---|---|---|---|---|---|---|---|
| | Voie d'Abord | Exploration | Acte | Macroscopie | Microscopie | IHC | C/C | | |
| 1 | LMSO | Utérus 10 SA. Annexes RAS | HT+ AB | Aspect blanchâtre hétérogène | -Faisceaux f.m.l -Atypies cytonucléaires marquées. -Ny irréguliers hyper-chromatinique. -Absence de mitose. -Foyers de nécrose. -Annexes RAS | Non faite | LA | - | |
| 2 | LMSO | RAS | HT+AB | Pas de foyer résiduel | | | | | Adressée à l'INO |
| 3 | LMSO | Utérus globuleux dur | HT+ AB | Tumeur pariétale 11cm, tranche de section blanchâtre avec nécrose et hémorragie. | | | | | -Index mitotique Elevé -Atypies nucléaires -Nécrose cellulaire -Infiltration paramètre -Annexes RAS |

| | | | | | | | | |
|---|---|---|---|---|---|---|---|---|
| 4 | LMSO | Utérus ↑ taille | HT+AB | Tumeur pariétale tranche de section blanchâtre avec nécrose et hémorragie | -Index mitotique Elevé -Atypies nucléaires -Nécrose cellulaire -Infiltration paramètre -Annexes RAS | Non faite | LMS | Adressée à l'INO |
| 5 | LMSO | Utérus myomateux + envahissement vésicale | HT+ CO | Nombreuses Tm pariétales blanchâtres Nécrose Hémorragie | - Nécrose, -Hémorragie -Nombreuses mitoses -Atypies nucléaires | Non faite | LMS | Adressée à l'INO |
| 6 | LMSO | Tumeur isthmique vascularisée 20/15cm adhérente à la vessie | RT | Masse limitée Tranche de section blanc grisâtre Nécrose Hémorragie | -Index mitotique -Nécrose -Atypies nucléaires | Non faite | LMS | Adressée à l'INO |
| | LMSO+ Voie basse | Tumeur cervico vaginal | Tumor-ectomie puis HT+ AB Biopsies multiples après résultat anapath | Tumeur blanchâtre | -Atypies cytonucléaires -Mitoses : 19/10 Champs -Nécrose + -Biopsie Gouttière pariéto-colique + | -Cyto kératine (+) -Actine m.l (+) -Desmine (-) | CS | Adressée à l'INO |

| 8 | LMSO | Utérus dépassant l'ombilic, régulier, globuleux Annexes : RAS | HT+AB | Tumeur Bourgeonnante endoluminale Hémorragie | Tm indifférenciée Mitoses rares Nécrose 1er Dc : LMNH | -CD10 (+) focalement -Cyto-Keratine (-) -RE (+) -RP (+) | ESS | Adressée à l'INO |
|---|---|---|---|---|---|---|---|---|

Tm : tumeur

Nb : nombreux

RE : récepteurs œstrogéniques

HT : hystérectomie totale

RP : récepteurs progestérones

AB : Annexectomie bilatérale

F.M.L :fibres musculaires lisses

CO : conservation ovarienne

LMNH : lymphome malin non hodgkinien

*RT : réduction tumorale*

*Ny : Noyau*

*LMS : Leiomyosarcome*

*LA : léiomyome atypique*

*SSE : sarcome du stroma endométrial*

*CS : Carcinosarcome*

*LMSO : laparotomie médiane sous ombilicale*

*INO : Institut national d'oncologie*

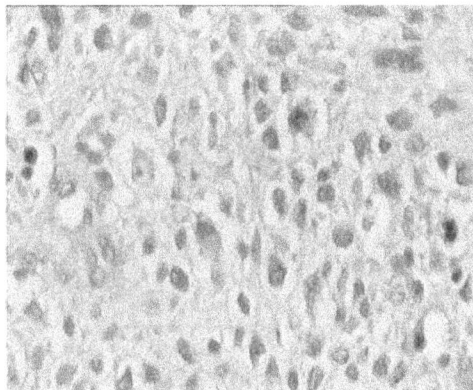

FIG 17: Hématoxilin-éosine x400 ; léiomyosarcome prolifération tumorale à cellules atypiques et un index mitotique élevé

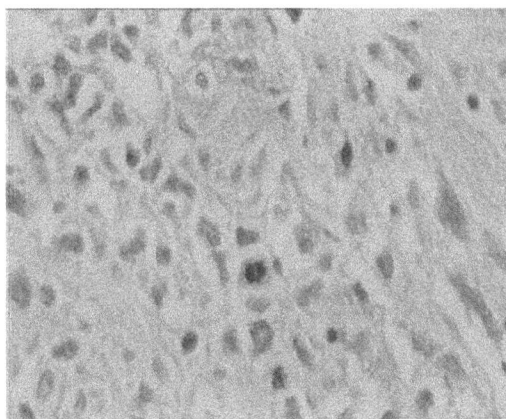

FIG 18 : Hemalum-eosine x400 : Léiomyosarcome : Prolifération fasciculée de cellules tumorales musculaires atypiques avec figures de mitoses

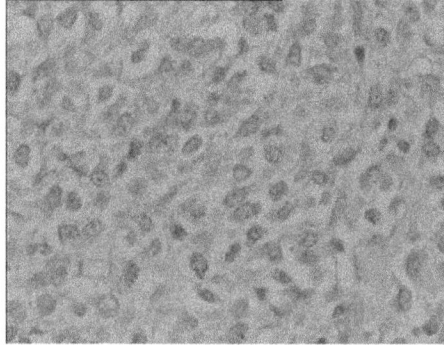

Figure 19 :   hémalun –éosine X400

Prolifération tumorale faite de cellules arrondies peu atypiques

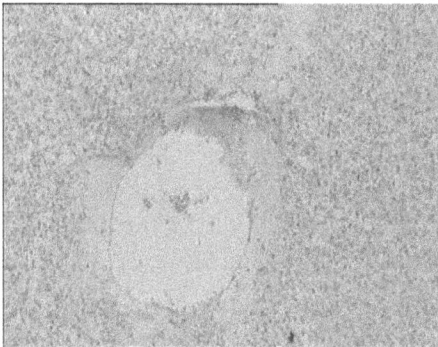

Figure 20: hémalun-éosine X 250     Présence de nombreux vaisseaux à
paroi hyalinisée

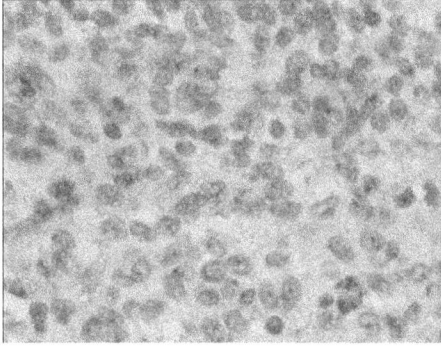

Figure 21: immunohistochimie  Cellules tumorales marquées par le CD 10

## IV. Evolution :

L'évolution a été marquée par deux récidives :

-La première concerne le premier cas, elle est survenue après deux ans.

L'échographie a montré une masse hétérogène tissulaire. Le scanner a objectivé deux masses tissulaires intra-péritonéales, la première hypogastrique nécrosée au centre évoquant une récidive tumorale. La deuxième au niveau du flanc droit associée à une ascite ; évoquant une métastase péritonéale. La malade a bénéficié d'une réduction tumorale avant d'être adressée à l'institut national d'oncologie.

- La deuxième concerne le cinquième cas. Elle est survenue après un an. Le scanner a objectivé une récidive tumorale envahissant la corne vésicale et l'uretère droit avec urétéro -hydronéphrose homolatérale.

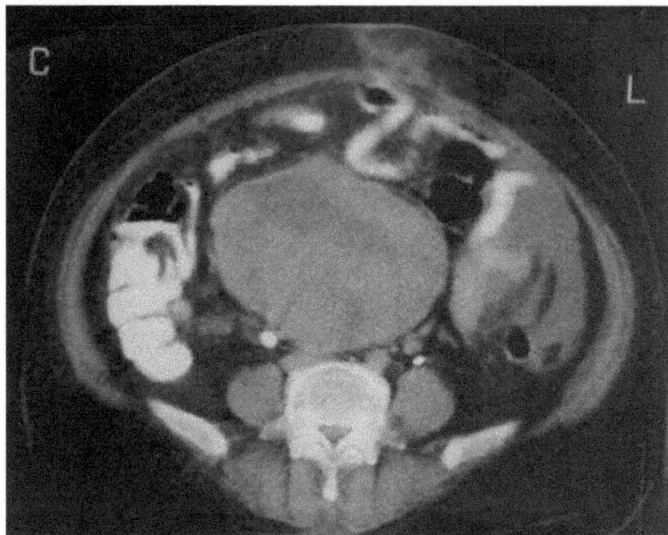

FIG 22: Coupe scannographique montrant une masse abdomino- pelvienne nécrosée au centre, réhauussée faiblement en périphérie refoulant les anses intestinales.

(Cas 1)

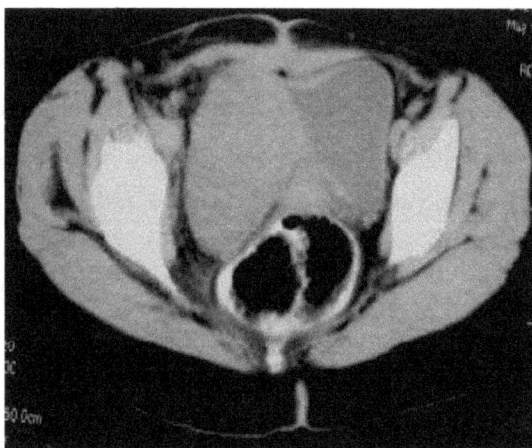

FIG 23: Coupe scannographique objectivant une récidive tumorale avec envahissement de la corne vésicale Dte

# Discussion

*1. Epidémiologie :*

• Incidence :

• incidence totale :

Olah et coll. rapportent en Angleterre une incidence annuelle de 1.23/100 000femmes [68]. Sengupta et coll. évaluent l'incidence en Jamaïque à 4.5 cas /Million d'habitant soit 9 cas / Million femmes. [69] .S. Brooks, dans une évaluation de 2677 cas sur une période de 10 ans aux USA, trouve que les sarcomes utérins représentent 8% des tumeurs primitives utérines malignes. [70]

Dans notre service nous n'avons répertorié que 08 cas de sarcome sur 225 tumeurs primitives utérines malignes et 561 fibromes, opérés sur une période de 05 ans.

• Distribution des différents types histologiques:

La répartition des différents types histologiques varie selon les séries. Néanmoins, le léiomyosarcome LMS reste le plus fréquent, suivi des tumeurs mixtes épithéliales et mésenchymateuses TMM, ensuite du sarcome du stroma endométrial ESS et enfin, on retrouve des tumeurs rares ou inclassables. Le tableau résume les données des différentes séries concernant la répartition des types histologiques.

Dans notre série et en concordance avec la littérature les léiomyosarcomes sont de loin les plus fréquents mais à une fréquence supérieure à celles des autres séries (75%) alors que contrairement à la littérature, le SSE et les TMM ont la même fréquence (12.5%).

| Séries | LMS | MMT | ESS | Autres |
|--------|-----|-----|-----|--------|
| Olah [68] | 48.2% | 38% | 6.3% | 7.5% |
| Arrastia [71] | 35% | 52% | 9% | 4% |
| Carvalho [72] | 54.8% | 19.4% | 25.8% | |
| Livi [73] | 51% | 29.7% | 15.6% | 3.7% |
| Lennart [74] | 44% | 32% | 17% | 7% |
| Nordal [75] | 41% | 35% | 16% | 8% |
| Notre série | 75% | 12.5% | 12.5% | 0 |

Tableau 4 : Répartition des types histologiques des sarcomes utérins selon les séries

• Age

Le sarcome utérin peut survenir tout au long de la vie [76] [77] [78], entre 24 et 95 ans avec un âge moyen de 60.5 ans pour OLAH et coll. [68]; entre 15 et 85 ans avec une médiane de 54 ans pour L. Carvalho et coll. au Portugal [72] ; entre 19 et 85 ans avec un âge moyen de 56ans pour Livi et coll. [73]; entre 17 et 63 ans avec une médiane de 43 ans pour Ali Haberal et coll. [79]

Notre série, rejoint la littérature avec des extrêmes d'âge de 21 et 65 ans et une moyenne de 47.7 ans.

• Age spécifique par type histologique :

L'incidence des types histologiques varie selon l'âge. Ainsi, le LMS survient avec un pic entre 40-54 ans puis régresse ,pour croître à des âges plus avancés alors que l'incidence du carcinosarcome reste faible jusqu'à 50 ans , âge à partir duquel elle augmente progressivement [80][81][71][75]

Ainsi, une distribution bimodale a été décrite, avec un pic précoce pour les LMS, et un pic tardif (5 à 10 ans plus tard) pour les MMT [68] [82]

Notre série est en discordance avec la littérature en ce qui concerne les LMS puisque 50% des patientes sont en dehors du pic rapporté, mais vu le nombre limité de cas il est difficile d'établir des conclusions définitives.

• Race

Les différents auteurs qui se sont intéressés à la répartition raciale des sarcomes rapportent une prédominance de ces tumeurs dans la race noire par rapport à la race blanche surtout concernant les léiomyosarcomes. Brooks et coll.[83]Estiment l'incidence des sarcomes dans la population blanche à 50% de celle des femmes noires, concordant avec les résultats de Harlow et coll.[80] ; de Polednak et coll. [81]et ceux de Arrastia et Coll. [71]

Toutes nos patientes sont de race noire.

• Parité :

Olah et coll. [68] rapportent une faible parité chez les femmes ayant développées un sarcome utérin par rapport à la population générale, 20% de ses patientes étaient nullipares comparées à 14% de la population générale. [84]. Ceci concorde avec les données de l'étude de Schwartz. [85] Dans la série australienne de K mayerhofer, 28% étaient nullipares, 52% étaient paucipares, et 20% étaient multipares [86] .Contrairement, 75% des cas de notre série sont multipares confirmant les résultats de la série de A. Haberal où 70% des patientes étaient multipares [79].

• Ménopause

Les différentes séries rapportent une prédominance des sarcomes utérins enpost-ménopause, comme la série portugaise de Carvalho et coll. dont 54.8% des patientes étaient ménopausées alors que 45.2 % étaient en préménopause. [72]

Dans la série de Olah et coll. [68]les patientes ménopausées représentaient 70% des cas et les tumeurs mixtes épithéliales et mésenchymateuses étaient le type histologique le plus fréquent dans ce groupe alors que chez les patientes pré ménopausées, le Leiomyosarcome était plus fréquent .Dans la série turque de A. Harebal qui s'est intéressé au sarcome du stroma endométrial 68% des patientes étaient en pré ménopause, [79]

Dans notre série, 50% des patientes n'étaient pas ménopausées dont 75 % ont présenté un LMS rejoignant les données d' Olah et coll.[68] Par contre, la seule patiente qui a présenté un SSE était ménopausée. Mais là encore, la taille de notre série ne nous permet pas d'établir des conclusions définitives.

• Stade clinique lors du diagnostic :

La majorité des auteurs, comme en témoigne le tableau, rapportent le diagnostic des sarcomes utérins à un stade précoce

| Séries | I | II | III | IV | Non précisé |
|---|---|---|---|---|---|
| Lennart [74] | 57 | 16 | 21 | 6 | |
| Mayerhofer [86] | 69 | 7 | 10 | 14 | |
| Olah[68] | 60 | 4 | 14 | 17 | 5 |
| Arrastia[71] | 45 | 14 | 15 | 24 | 1 |
| Livi[73] | 50.3 | 9.2 | 21.9 | 18.4 | 2 |
| Nordal[75] | 69 | 4 | 4 | 22 | |

Tableau 5 : Stade clinque lors du diagnostic

La plupart de nos patientes ont été diagnostiquées à des stades avancés. Ceci peut être expliqué par la banalité des signes cliniques ce qui retarde la première consultation, par la rareté de ces tumeurs auxquelles les praticiens ne pensent pas systématiquement ainsi qu'à la difficulté du diagnostic histologique.

• Antécédents :

• Irradiation pelvienne :

Dans la série de Olah 6.6% des cas avaient un antécédent d'irradiation pelvienne. [68]

Aucune de nos patientes n'avait un antécédent d'irradiation pelvienne.

• Exposition au tamoxifène :

La FDA a délivré une alerte concernant l'augmentation du risque de sarcome utérin chez les femmes traitées par tamoxifène (17/ 100000 Femmes-années versus 1à 2 /100000 femmes- années) [87]

Plusieurs cas ont été publiés à travers le monde (tableau) .Aux USA, par exemple, 43 cas de sarcomes utérins ont été déclarés entre 1978, date de début de commercialisation du tamoxifène, et 2001.

| Auteurs | Age ans | Type histologique | Tamoxifene Durée dose Totale (g) (mois) | |
|---|---|---|---|---|
| Altras ,1993 [88] | 82 | Sarcome endometrial | 108 | 65 |
| | 44 | Sarcome stromale | 59 | 35.4 |
| Fisher ,1994[89] Silva | 71 | Leiomyosarcome | 12 | 7.2 |
| ,1994[90] | 82 | Leiomyosarcome | 29 | 17.4 |
| | 54 | Leiomyosarcome | 120 | 72 |
| Mc clugge 1996[91] | 64 | Leiomyosarcome | 54 | 32 |
| Chew | 61 | Sarcome stromale | 60 | 36.5 |
| 1996[92] Beer | 52 | Leiomyosarcome | 38 | 23 |
| 1997[93] | 65 | Sarcome stromale | 42 | 25 |
| Sasco | 62 | Sarcome   stromale | 60 | 36 |
| 1997[94] | 64 | Leiomyosarcome | 90 | 90 |
| Pang 1998[95] | 52 | Leiomyosarcome | 38 | 23 |
| Sabatini 1999[96] | 67 | Sarcome stromale | 42 | 25 |
| | 61 | Leiomyosarcome | 72 | 43.8 |
| | 66 | Sarcome mixte | 66 | 42 |
| Le Bouedec 2000[97] | 62 | Leiomyosarcome | 60 | 40 |
| | 73 | Sarcome mixte | 36 | 20 |
| Yildri 2005[98] | | | | |

Tableau 6 : Séries rapportant des cas de sarcome utérin après traitement par Tamoxiféne.

Les modalités de surveillance gynécologique des femmes prenant du tamoxifène comme hormonothérapie pour cancer du sein sont mal codifiées. Néanmoins, des contrôles par cytologie endométriale, échographie pelvienne et hystéroscopie sont proposés par plusieurs auteurs [97] [99] [100]

## II. Diagnostic :

Le diagnostic de sarcomes utérins est rarement posé à l'étape clinique ou radiologique. La plupart des diagnostics sont posés sur une pièce opératoire de myomectomie ou d'hystérectomie.

### 2. A clinique :

• La symptomatologie pouvant révéler un sarcome utérin est variable et non spécifique .Les signes les plus fréquemment retrouvés sont :

Les hémorragies génitales : que ce soient des ménorragies, métrorragies post ménopausiques ou irrégularité du cycle ; sont le signe fonctionnel le plus fréquent.

On les retrouve chez 76% des patientes de la série d'Olah [6] ; 70% des patientes de la série turque de D. Etiz [72]; 73% des patientes de la série de Lennart [74] et 58% de la série de A. Haberal [79]

Toutes nos patientes, sauf une hystérectomisée, ont consulté à l'occasion d'une hémorragie génitale.

Douleur abdomino- pelvienne : souvent à type de pesanteur,

Ce symptôme est retrouvé chez 50% de nos patientes, à une fréquence plus importante que celles des autres séries telles celle de Olah (27%) [6] et la série d'Etiz (16%) [72].

Distension abdominale avec masse abdominale:

Signe clinique le plus fréquent. Il est rapporté dans 20% de la série d'Olah [68], 15% de la série de Lennart [74] et 13%de la série de Etiz [72].

Une masse abdominopelvienne a été constatée chez toutes nos patientes. Probablement ceci est du au stade tardif lors du diagnostic.

Une masse visible à l'examen par spéculum peut être retrouvée notamment dans les TMM et les ESS (31% des tumeurs de la série de Olah) plutôt qu'avec un LMS (8.5% de la même série). Chez 02 patientes de notre série, nous avons retrouvé une masse à l'examen gynécologique, une accouchée par le col (LMS) et une deuxième visible à l'inspection vulvaire (TMM).

A noter que l'augmentation rapide d'un fibrome utérin décrite par les auteurs anciens [68], n'est plus considérée aussi spécifique puisqu'une telle modification peut se voir au cours de la grossesse ainsi que lors des remaniements hémorragiques et oedémateux [101] . Dans une étude de Parker et coll. Intéressant 198 patientes opérées pour augmentation rapide d'un fibrome utérin, c'est-à-dire une augmentation par six semaines d'aménorrhée sur une période d'un an, aucune patiente n'avait un sarcome utérin. [102][103]

Autres symptômes : Plus rarement, un sarcome utérin peut être révélé par une inversion sur utérus non gravide, par des signes urinaires et digestifs en rapport avec la compression, ou encore dans le cadre du bilan d'infertilité [68] [104][105]

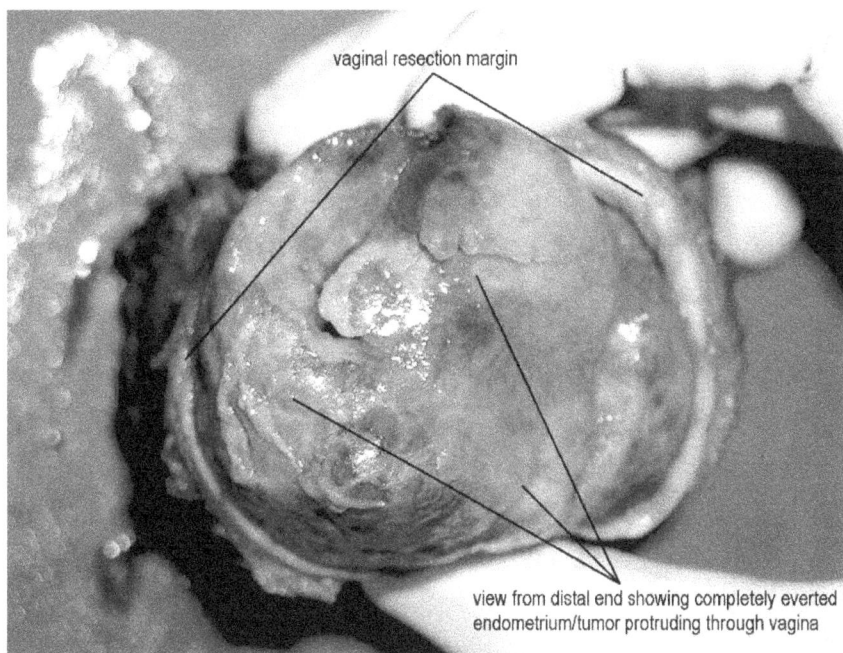

vaginal resection margin

view from distal end showing completely everted
endometrium/tumor protruding through vagina

FIG 24: Sarcome du stroma endométrial diagnostiqué à l'occasion d'une inversion utérine non puérpérale [104]

• Intervalle début de Symptomatologie Diagnostic :

Variable allant de 06 mois à plus d'une année dans la série d'Olah [68].Il était de 7,38 mois pour Vrzic-Petronijevic [106]

Dans notre service, ce délai a varié entre 10 jours et 06 mois. Mais en fait, deux cas ont été diagnostiqués en récidive après traitement pour myomes .On ne sait pas si les premiers diagnostics étaient erronés retardant ainsi le diagnostic de malignité et la prise en charge carcinologique.

2. B Biologie :

CA 125 : L'apport de ce marqueur dans le diagnostic des sarcomes est faible [107]. Néanmoins, Peter et coll. rapportent une positivité de CA125 chez 5 des 6 carcinosarcomes de leurs séries. [108]

LDH : Peut être un marqueur utile au diagnostic des sarcomes utérins, [107] Pour Goto et ses co-équipiers, le taux sérique du lactate déshydrogénase combiné à un examen dynamique par résonance magnétique est le meilleur outil pour distinguer entre léiomyosarcome et myomes. [109]

## 2.C .anatomopathologie:

### 2. C.a Prélèvement anatomopathologique :

Biopsie et/ou Curetage biopsique : ne permettent le diagnostic qu'en cas d'atteinte endométriale, exposant la patiente à un risque hémorragique. [110]

Ces méthodes ont permis le diagnostic seulement chez 06 des 25 patientes porteuses de sarcome stroma endométrial de la série de Haberal [79] Plusieurs cas de sarcome utérin ont été diagnostiqués après résection hystéroscopique de l'endomètre pour traitement de métrorragies après échec du traitement médical [111][112][113][114]. Une biopsie a été effectuée chez une seule de nos patientes à l'occasion d'une hystéro scopie réalisée pour exploration de métrorragies postménopausiques. Elle a permis de poser le diagnostic de leiomyosarcome. (Cas 1)

Examen extemporané : permet de suspecter le diagnostic dans un cas sur quatre pour schwartz [115] et dans un cas sur trois pour Silveberg [110]

Cet examen est en effet très peu demandé. Néanmoins, en cas d'utérus polymyomateux, l'examen extemporané doit se faire surtout sur le myome le plus volumineux. [103]

Pièce chirurgicale : le diagnostic est posé le plus souvent après hystérectomie ou myomectomie pour fibrome utérin. Dans notre service et en concordance avec la littérature 62.5% des diagnostics ont été posés sur pièce d'hystérectomie.

2. C.b Résultats :

- Léiomyosarcome :

L'examen anatomopathologique a conclu à un leiomyosarcome chez six de nos patientes en se basant sur les critères internationaux (page ). Chez une patiente (cas n°1), le prélèvement biopsique a révélé un leiomyosarcome, alors que l'analyse de la pièce d'hystérectomie était en faveur d'un léiomyome atypique.

L'évolution a été marquée deux ans plutard, par la récidive. L'analyse du tissu de la réduction tumorale a conclu à un leiomyosarcome. En fait le léiomyome atypique est une entité qui pose de nombreux problèmes diagnostiques et reste un diagnostic d'exclusion .Son évolution est controversée. Downs et HaRT[41], dans leur série de 24 cas,rapportent une évolution clinique bénigne de ces tumeurs alors que Bell et coll [13] rapportent, sur 43 cas suivis sur au moins 02 ans ,un cas de malignité soit 2%.

Chez deux patientes de notre série (cas 5 et 6), le diagnostic initial était un leiomyome, alors que lors de la récidive, l'examen anatomopathologique a retenu le diagnostic de leiomyosarcome.

Chez les trois cas, on ne peut pas confirmer s'il s'agit d'une erreur diagnostique initiale ou d'une transformation maligne.

En effet, la transformation maligne d'un léiomyome utérin a toujours été discutée. Dans un article récent [103], Schwartz et ses collaborateurs suggèrent fortement que les léiomyosarcomes utérins sont des lésions isolées qui ne sont pas fréquemment associées aux léiomyomes. Si la transformation maligne des léiomyomes existe, il s'agirait d'un événement rare.[116][117][118][119][120][121[122]. Par exemple, aucun des 71 léiomyosarcomes de l'étude multi institutionnelles australiennes étalées sur 10 ans n'a été documenté comme résultant d'une transformation maligne d'un myome.

Sur un plan moléculaire, la transformation d'un myome en un léiomyosarcome est biologiquement plausible. Une accumulation des altérations génétiques au niveau des gènes suppresseurs des tumeurs est probablement impliquée dans la tumorogenèse et la progression des léiomyosarcomes utérins. Zhai et coll. [123], ont recherché la perte d'hétérozygotie de 09 locus (p53, RB1, DCC, NNM23, WT1, D14S267, p16, DPC4, PTCH) au niveau ou proche des gènes suppresseurs des tumeurs chez 20 patientes ayant un léiomyosarcome utérin. Au moins une perte d'hétérozygotie a été détectée chez 19 patientes, et onze d'entre elles ont présenté deux altérations voir plus.

Dans la littérature un nombre limité de cas rapportés ont démontré une transition histologique de léiomyome bénin en léiomyosarcome. [117][118][122]

L'hypothèse qu'un léiomyosarcome survient ou résulte d'une transformation maligne d'un léiomyome bénin n'a pas été prouvée [103]

- Carcinosarcome :

Ce diagnostic a été posé chez une seule de nos patientes (cas n°7), l'examen immunohistochimique a été de grand apport en montrant une positivité intense à la cytokératine et focale à l'actine du muscle lisse. La desmine n'était pas exprimée.

- Sarcome stroma du stroma endométrial de bas grade

Une seule patiente de notre série a présenté un sarcome du strom endométrial de bas grade. Le diagnostic n'a été posé avec certitude qu'après l'étude immunohistochimique. La positivité au CD10 et aux récepteurs hormonaux aux oestrogéniques et à la progestérone était intense concordant avec les données de la littérature. [60][59]

## 2. D. Imagerie :

• Echographie :

L'apport de l'échographie est très limité en matière de sarcome utérin.

Généralement, il s'agit de lésion hétérogène à double composante solide et kystique non spécifique de sarcome utérin. [124][125][126]

L'échographie réalisée chez toutes nos patientes, a permis de suspecter un sarcome utérin dans un seul cas, en montrant une image utérine tissulaire hétérogène.

L'image est bien évidemment non spécifique, mais le diagnostic a été évoqué vu le contexte clinique.

Quelques aspects moins fréquents peuvent être rencontrés telle la présence de calcification curviligne dans un sarcome du stroma endométrial indifférencié décrite par Gokhan et coll, ou encore un aspect kystique [124]

• Echo- Doppler :

La richesse de la vascularisation des lésions malignes largement décrite, a motivé plusieurs études doppler visant à établir les spécificités vasculaires des tumeurs sarcomateuses.

Kujak et coll. [127] rapportent la présence de vaisseaux fins irréguliers dispersés en périphérie et/ou au centre de la tumeur à l'exploration au doppler couleur avec, au doppler pulsé, une diminution significative de l'index de résistance IR des artères intratumorales des sarcomes par rapport à celles des léiomyomes . Dans leurs études, ils ont été capables de distinguer entre lésion bénigne et maligne grâce au doppler intra vaginal avec une sensibilité de 90 .91%, une spécificité de 99. 82%, une valeur prédictive positive de 71.43% et une valeur prédictive négative de 99.96%.

Quant à Hata [128], il rapporte un pic de vélocité systolique PVS significativement plus élevé dans les lésions sarcomateuses que celles léiomyomateuses sans aucune différence concernant l'IR de même que l'index de pulsatilité IP. Alors que Sase et al. [129] ne rapportent aucune différence des IR, IP,PVS entre les deux lésions ; par contre ils constatent un flux vasculaire plus important dans les sarcomes.

L'étude au doppler couleur a été effectuée chez une seule (cas n°6) de nos patientes qui avait bénéficié d'une hysterectomie sub-totale avec conservation ovarienne pour utérus polyomyomateux .L'échographie sus pubienne avait mis en évidence une volumineuse masse pelvienne polylobée à double composante tissulaire hétérogène et liquidienne échogène avec sédiment hyperéchogene déclive. Le doppler a objectivé une vascularisation de la composante tissulaire. Devant cette image, le premier diagnostic évoqué était une tumeur ovarienne

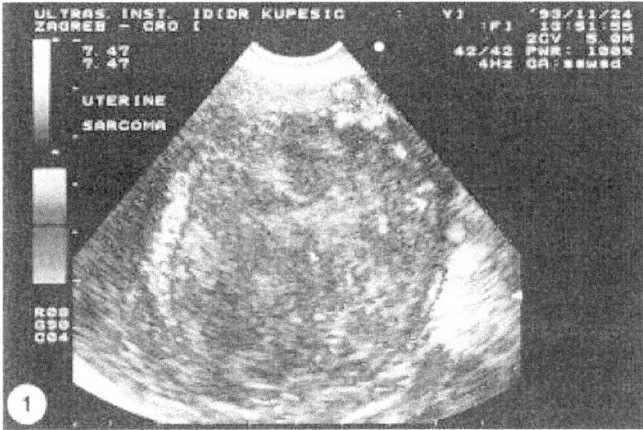

FIG 25 : Dispersion aléatoire des néovaisseaux démontrée par le Doppler couleur chez une patiente porteuse de sarcome utérin diagnostiqué prospectivement [127]

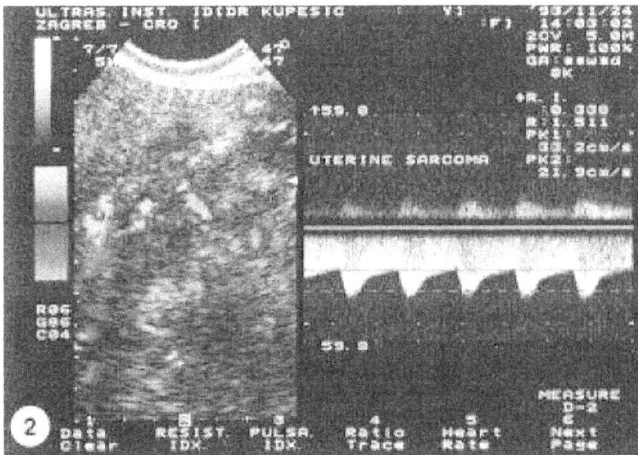

FIG 26 :Chez la même patiente ,on note à gauche une homogeneicité de la tumeur produite par la dégénérescence et l'hémorragie ainsi que la présence d'un réseau vasculaire irrégulier ; à droite le doppler pulsé met en évidence une diminution de l'index de résistance RI=0.33 [127]

• Hystéroscopie:[130]

Peut montrer des aspects variables plus ou moins évident telles des vegetations ou des bourgeonnements irréguliers souvent associés à l'hémorragie ou la nécrose, une hyperplasie ou un aspect polypoide.

Souvent, on s'aide de l'hystéroscopie pour réalisée des biopsies (comme dans le cas1)

• Hystrérosalpingographie :

Peut montrer une importante hypertrophie utérine avec agrandissement de la cavité et lacune polycyclique à contours nets d'échancrures intra lésionnelles. Cependant, cet aspect peut se voir avec certains adénomyomes ou myomes. [131]

• Tomodensitométrie TDM :

En dehors de l'aspect hypodense avec l'existence de nécrose révélée par la présence d'air et /ou de plages hypodenses irrégulières au niveau de la masse [132][133], il n'existe pas de caractéristiques TDM spécifiques de sarcome utérin pouvant aider le diagnostic différentiel. [132]

Le scanner a été demandé chez deux de nos patientes. Chez une patient (cas 5), l'examen a été demandé à l'occasion d'une récidive et il était en faveur d'une récidive tumorale avec envahissement de la corne vésicale droite et de l'uretére droit avec une importante hydronéphrose homolatérale. Chez la deuxième patiente (cas 8), il a été demandé en vu d'établir le diagnostic et il a montré une masse abdominale mixte surtout liquidienne en continuité avec le fond utérin évoquant un myome utérin.

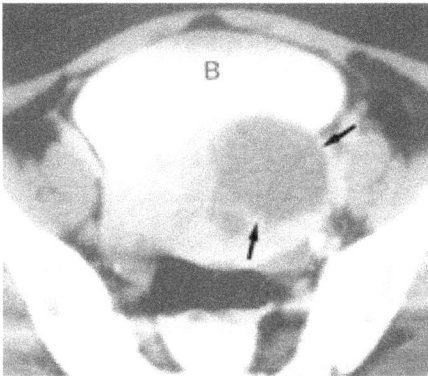

FIG 27: Patiente de 40 ans présentant un SSE de bas grade. Coupe scannographique avec injection de produit de contraste montrant une masse myométriale hypodense relativement bien limitée (Flèches) ne pouvant être différenciée d'un myome intra pariétale sur ce scanner [132 ]

• Imagerie par résonance magnétique IRM :

L'aspect IRM typique des sarcomes utérins est un hyper signal en séquence pondérée T1, et un signal hétérogène intense ou modéré en séquence pondérée T2. [134] .Il est décrit que l'hyper signal en T1 est particulièrement intéressant dans le diagnostic des sarcomes utérins, mais cet aspect est non spécifique de ces tumeurs puisqu'il peut se voir lors des remaniements hémorragiques des tumeurs musculaires et mésenchymateuses. [107] nous avons demandé l'IRM chez une seule patiente vierge chez qui l'examen clinique avait objectivé une masse vaginale déchirant l'hymen et l'échographie n'a pas pu précisé l'étendue de la tumeur.

L'examen a objectivé une masse endoluminale à base d'implantation sur le col distandant la cavité utérine, le col et le vagin, de signal intermediare en T1 et T2, se rehaussant après injection du produit de contraste en faveur d'une pathologie bénigne.

Quelques différences dans les aspects des sous- types des sarcomes utérins peuvent aider le diagnostic différentiel [132]. Ainsi, les tumeurs müllériennes mixtes se présentent généralement comme une masse solide large remplaçant la cavité endométriale avec présence de plage de nécrose et d'hémorragie et envahissement myométrial à des degrés différents. Elles sont localisées généralement au niveau du fond utérin, mais peuvent parfois envahir ou être prolabées à travers le col de l'utérus. (Image) .Les léiomyosarcomes, se présentent comme un élargissement utérin avec zone centrale irrégulière dont le signal atténué suggère la présence d'extensive nécrose et hémorragie. L'extension se fait généralement vers le myomètre, les vaisseaux pelviens sanguins et lymphatiques, les structures avoisinantes et souvent, à distance vers les poumons. Aussi, il a été rapporté que l'irrégularité des marges d'un myome doit faire suspecter un LMS sans que cette constatation ne soit confirmée. [135]

L'aspect des sarcomes du stroma endométrial diffère selon qu'il s'agisse d'un LGSS ou sarcome indifférencié.SSE de bas grade peut revêtir plusieurs aspects allant d'un polype endométriale à une masse myométriale mimant un myome intrapariétal en dégénérescence kystique ref .Le plus souvent, il s'agit d'une infiltration marginale avec hyper signal dans les séquences pondérées T2. [132] image. HGSS ou sarcome stromal indifférencié parait en IRM comme une volumineuse masse polypoide étendue à la cavité endométriale, caractérisée par un signal hétérogène en séquence pondérée T1 et T2. La découverte d'une extension aux structures adjacentes est une constatation fréquente.

En IRM le diagnostic différentiel d'un sarcome utérin peut se discuter avec:

- Carcinome endométrial :

Occasionnellement, un stade avancé de carcinome endométrial peut prêter à confusion avec un sarcome utérin. En effet, le carcinome endométrial reste confiné à l'endomètre ou envahit superficiellement le myomètre alors que la plupart des

TMM ou SSE sont des tumeurs massives avec infiltration myométriale profonde lors de la découverte. [136][132][124]

- Léiomyomes habituels :

Le LM apparaît comme une masse bien limitée, homogène avec diminution de l'intensité du signal en examen IRM de routine lors du temps de relaxation du muscle lisse en T1 lent et T2 court

• Léiomyomes en dégénérescence :

Un léiomyome peut avoir une dégénérescence hyaline, kystique, myxoïde, graisseuse ou mucineuse. Ainsi, en séquence pondérée T2 d'IRM leur aspect peut autant varier. Il peut s'agir de zones dispersées d'hyper signal, plages éparpillées à signal plus intense donnant un aspect mouchetées ou encore une large zone en

hyper signal entourée d'une masse à signal plus faible [132][137][138][139].

- Adénomyose :

Il s'agit de lésions diffuses intramyométriales mal limitées, relativement homogènes, avec plages de faible signal clairsemées de zones à signal de forte intensité correspondant aux zones hémorragiques. [132]

- Leiomyomatose intraveineuse :

La Leiomyomatose IV peut mimer un SSE puisque tous les deux ont tendance à s'étendre à travers les structures vasculaires avoisinantes.[132]

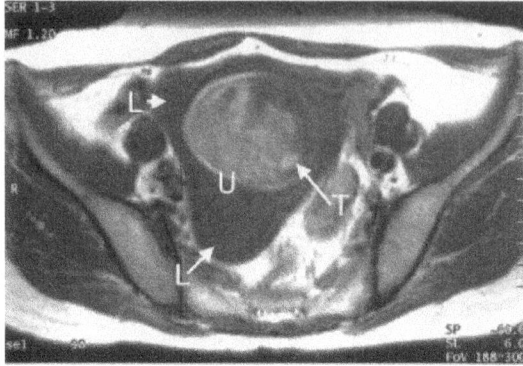

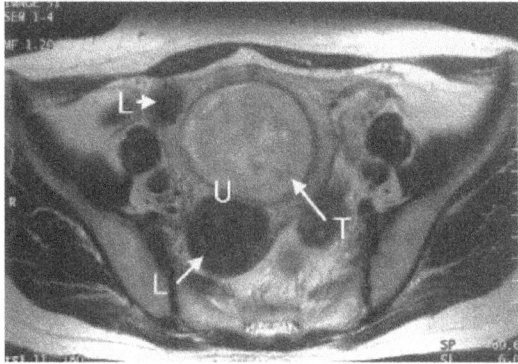

FIG 28: Patiente de 52 ans porteuse d'un SSE ; image IRM du pelvis en coupe transaxiale (A) : en séquence T1 la tumeur présente un hyper signal T dans l'utérus U. Le léiomyome L est localisé en postérieur et à droite du SSE. (B). en séquence T2 Le SSE parait hétérogène [107]

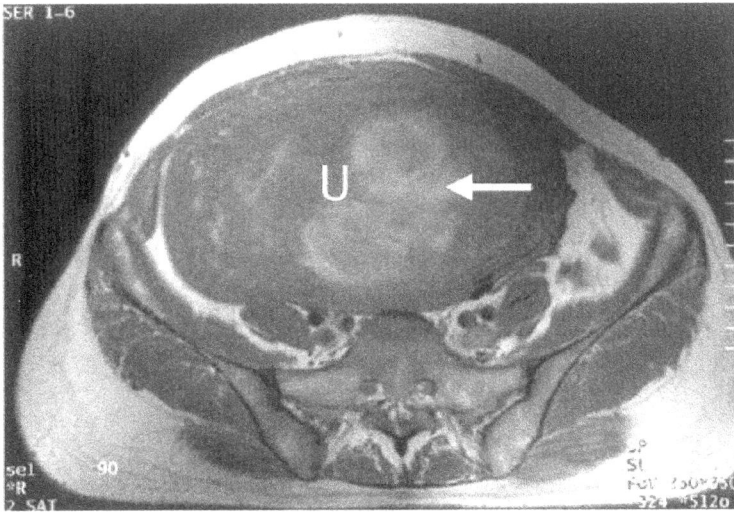

FIG 29 : Patiente de 50 ans porteuse d'un LMS .On observe une lésion hyperintense (flèche) au niveau de l'utérus U [107]

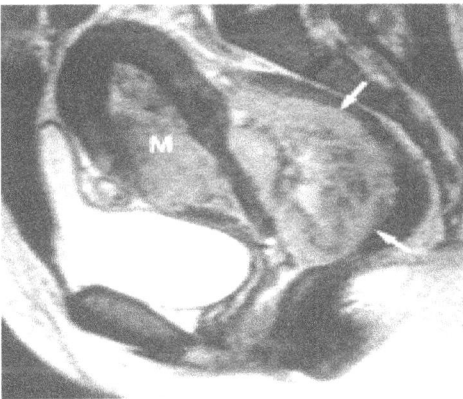

FIG 30 : Patiente de 73 ans porteuse de MMT. Coupe sagittale pondérée T2 montrant une masse endométriale polypoide M distendant la cavité utérine et une volumineuse masse péritonéale suggérant une métastase [132]

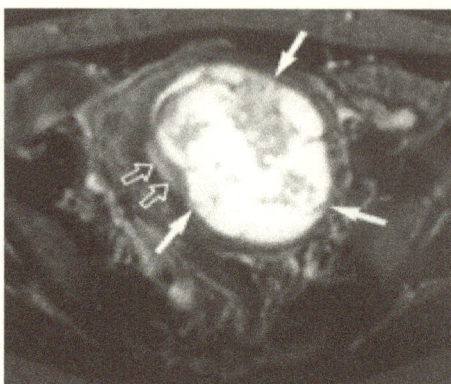

FIG 31 : Patiente de 42 ans porteuse d'un SSE de bas grade. Coupe axiale en séquence pondérée T2 fat-saturated montrant une masse large relativement bien limitée (Fleches blanches) au niveau de la partie latérale de l'utérus. La cavité endométriale n'est pas distendue (Flèches noires) [132]

• Tomographie par émission de positron PET -Scann:

L'imagerie par PET est une technique radiologique qui diffère considérablement des moyens de l'imagerie conventionnelle puisqu'il s'agit d'une méthode métabolique visant à analyser l'activité fonctionnelle du tissu et non pas ses anomalies morphologiques. Le marqueur le plus utilisé est le fluoro-2-deoxy-D-glucose FGD Vu la rareté des sarcomes utérins peu de série ont pu évalué cette technique.

Umesaki et al [107] ont procédé à une étude préopératoire, concernant 05 patientes, visant à comparer la pertinence du PET- Scanner, l'IRM et le doppler dans le diagnostic des sarcomes utérins. Les auteurs concluent à la supériorité de l'étude métabolique par rapport aux 02 autres techniques d'imagerie puisqu' ils ont eu une positivité de 100% lors de l'examen par FGD-PET, 80 % à l'IRM et 40% au doppler.

L'équipe de Murakami [140] a évalué l'intérêt du F-18 FGD-PET dans le suivi et la détection des sarcomes utérins récidivants. Ils ont été capables de détecter 05 récidives à des stades précoces dans différents sites (intrapéritoine, foie, poumon, os, nodules lymphatiques rétropéritonéales) ce qui a permis d'améliorer le pronostic des deux malades qui ont bénéficié d'une chirurgie associée à une chimiothérapie adjuvante.

Le PET- scanne est le meilleur moyen d'imagerie pour le diagnostic et le suivi des sarcomes utérins.

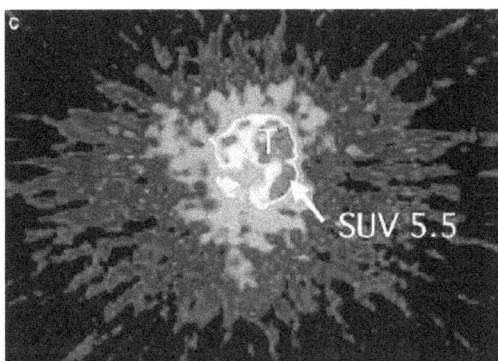

FIG 32 : Image PET-FDG en coupe transaxiale de la même patiente porteuse de SSE (figure IRM) montrant une accumulation de FDG au niveau de la tumeur T [107]

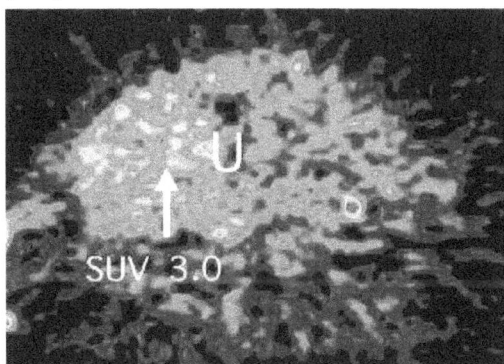

FIG 33: Image PET-FDG de la même patiente porteuse de LMS (figure IRM) mettant en évidence une accumulation du FDG au niveau de l'utérus U (Flèche). L'hyper signal vu dans 2A correspond à de la nécrose. [107]

### III. Traitement :

### 3. A. Moyens :

### 3. A.a Chirurgie :

Comme on a précisé au chapitre «diagnostic», le diagnostic des sarcomes utérins est rarement posé en préopératoire. De ce fait, la chirurgie est souvent le premier temps à la fois diagnostique et thérapeutique. Elle permet de réaliser un bilan d'extension, d'effectuer l'exérèse de la tumeur utérine et éventuellement de prélever certains sites de métastase extra-utérine.

Compte tenu de la rareté des sarcomes utérins, la description des modalités chirurgicales a fait l'objet de très peu d'études spécifiques et surtout d'aucune étude prospective randomisée.

• Voie d'abord :

Le but de cette chirurgie est de réaliser une exérèse de la tumeur utérine sans la morceler. Si le diagnostic est fortement suspecté ou connu avant l'intervention chirurgicale initiale, la voie d'abord choisie doit permettre l'exérèse de l'utérus en monobloc pour diminuer le risque d'une dissémination péritonéale ou d'une dissémination vaginale postopératoire précoce, liée à la fragmentation de la pièce

lors de l'éventuelle extraction par voie vaginale [MORICE2003][141].

Par ailleurs, la voie d'abord choisie doit permettre de réaliser les autres gestes d'exérèse ou biopsiques nécessaires. En cas d'utérus volumineux, la laparotomie semble être la voie d'abord de choix [PIVER1981] [MORICE2003]. [141][ 142]

La voie d'abord vaginale doit être évitée.

• Modalités chirurgicales :

1. Exploration de la totalité de la cavité abdomino- pelvienne à la recherche d'une extension locorégionale de la tumeur (pelvis, péritoine, aires ganglionnaires pelvienne et lombo- aortique, foie).

2. Prélèvement de tout élément suspect

3. Cytologie péritonéale : doit être réalisée [GESZLER1986][143].

4. Intervention :

❖ Hystérectomie totale : Intervention de référence [WAIN1993] [MICHEL1989] [MORICE2003A] [PIVER1981] [BERCHUCK1990] [ANON1998A]. [142] [144][145][146] [147][148]

Elle a été réalisée chez toutes nos patientes, sauf la patiente qui était déjà hystérectomisée.

❖ Hystérectomie élargie : en cas d'atteinte du col

❖ Chirurgie conservatrice :

Exceptionnellement réalisée, chez des patientes jeunes désirantes de grossesse, elle a été pratiquée par l'équipe de Stadsvold[149] aux USA, chez une adolescente de 16 ans atteinte d'un sarcome du stroma endométrial. La chirurgie a été complétée par un traitement adjuvant à base d'acétate de megestrol. Le suivi jusqu'à 21 mois n'a pas objectivé de récidive. Cette attitude a également été adoptée par Berchuck et coll.[150] chez 46 patientes jeunes présentant un léiomyosarcome. L'exploration ultérieure de 03 de ses patientes a objectivé un leiomyosarcome résiduel chez deux d'entre elles. Van Dinh et Woodruf[151] ont répertorié une seule récidive chez les 06 patientes qui ont bénéficié d'un traitement conservateur pour léiomyosarcome.

❖ Réduction tumorale : elle a été réalisée chez une patiente de notre série à l'occasion d'une récidive ce qui a permis d'améliorer la symptomatologie clinique.

5. Chirurgie annexielle :

-Annexectomie bilatérale

Annexectomie bilatérale doit être associée à l'hystérectomie chez une patiente ménopausée.

Certains auteurs ont discuté l'intérêt de l'annexectomie bilatérale, en particulier dans les léiomyosarcomes et les sarcomes stromaux, chez les patientes opérées d'un sarcome utérin avant la ménopause. Les données de la littérature sont discordantes à ce sujet : la pratique de cette annexectomie a été retrouvée parfois comme bénéfique sur l'évolution carcinologique [BERCHUCK1990] et d'autres fois délétère [AARO1966] [TAYLOR1966] ou sans effet [NORRIS1966]. [150][152][153][154]Néanmoins, compte tenu de la possibilité de localisations secondaires ovariennes, la réalisation d'une annexectomie bilatérale semble préférable, quels que soient l'âge de la patiente et le type de sarcome.

-Conservation ovarienne

Proposée par certains auteurs notamment pour les tumeurs du stroma endométrial de bas grade, elle a été évaluée par peu de séries. Dans la série de Schwartz et al [79] les 06 patientes ayant bénéficié d'un traitement conservateur ont récidivé. Nous avons opté pour la conservation ovarienne chez une seule patiente étant donné son jeune age. L'évolution a, malheureusement, été marquée par la récidive.

6. Omentectomie, lymphadénectomie :

L'omentectomie et la lymphadénectomie doivent être pratiquées lorsqu'il existe des lésions suspectes sur l'épiploon et/ou une adénomégalie (pelvienne ou lomboaortique).

L'étude de Chen et al. a porté sur 20 patientes traitées pour un sarcome de stade I, dont 9 (45 %) présentaient une atteinte ganglionnaire [CHEN1989]. Les auteurs ont montré que l'atteinte ganglionnaire était plus fréquente en cas de grosse tumeur, lorsqu'il existait une atteinte profonde du myomètre, dans les léiomyosarcomes et chez les patientes de plus de 65 ans [CHEN1989].[155]

Dans une série de Goff et coll., l'atteinte ganglionnaire n'a été retrouvée que dans les stades avancés des léiomyosarcomes (récidive ou dissémination intraperitonéale) et dans aucun des sarcomes du stroma endométrial [GOFF1993].[156]

Par ailleurs dans le cas particulier des carcinosarcomes ou localisations extrautérines sont très fréquentes, ces gestes s'avèrent être indispensables.

Ainsi, dans l'étude de Podczaski et al. une extension extra-utérine a été observée chez 39 % des 52 patientes présentant une tumeur a priori de stade I [PODCZASKI1989][157]. Ces extensions sont le plus souvent ganglionnaires (de 18% à 35%) ou péritonéales [SILVERBERG1990] [YAMADA2000][158][159]. Étant donné ces constatations, l'hystérectomie et l'annexectomie seront associées systématiquement à une lymphadénectomie pelvienne (voire lombo-aortique en cas d'adenomégalie), à une omentectomie et à des biopsies péritonéales multiples [MORICE2003A].[145]

Ainsi, en dehors du carcinosarcomes, ces gestes ne seront pas systématiques (morice et al)

Dans notre service, on a réalisée une omentectomie avec biopsies multiples chez la patiente dont l'examen de la tumorectomie a révélé un carcinosarcome. Seules les biopsies des gouttières pariéto-coliques sont revenues positives.

3. A. b. Radiothérapie :

Il existe dans la littérature une seule étude randomisée, actuellement en cours, qui s'est intéressée aux indications de la radiothérapie externe dans la thérapeutique des sarcomes utérins (EORTC 55874)[160]. Les différentes études existantes sont rétrospectives regroupant des expériences très diverses. Ce sont le plus souvent des études multicentriques, présentant des effectifs de patientes faibles et des périodes d'étude longues.

• Radiothérapie post-opératoire :

C'est la séquence thérapeutique la plus utilisée, avec une radiothérapie dont le volume et la dose dépendent des comptes rendus opératoires et anatomopathologiques. Un certain nombre d'études rétrospectives ont tenté de préciser la place de la radiothérapie adjuvante dans le traitement des sarcomes utérins. Le Tableau regroupe certaines d'entre elles.

Malgré l'hétérogénéité de ces études rétrospectives, et de probables biais de sélection des patientes, on peut retenir un taux de rechute locale sensiblement diminué pour les patientes traitées par chirurgie et radiothérapie postopératoire, en comparaison avec celui observé après chirurgie seule (niveau de preuve B) SOR 2005. [5]

Certaines études concluent à un bénéfice de la radiothérapie sur le contrôle local dans le cas des sarcomes de haut grade quelle que soit l'histologie et non pour les sarcomes de bas grade [CHAUVEINC1999] [HOFFMANN1996]. [161][162]

D'autres mentionnent un bénéfice dans le cas des sarcomes du stroma et non pour les léiomyosarcomes [ROSE1987] [HORNBACK1986].[163][164]

Ces conclusions concernant des sous-groupes sont à analyser avec prudence du fait des biais importants de ces études rétrospectives. Certains auteurs n'ont rapporté aucun bénéfice de l'irradiation postopératoire [TINKLER1993]. [165]

Les résultats préliminaires de l'étude prospective, actuellement en cours, (EORTC 55874) qui a pour objectif de comparer le taux de récidive locale et le taux de développement des métastases chez les patientes opérées randomisées entre radiothérapie pelvienne adjuvante versus pas de traitement complémentaire; so en faveur d'un intérêt de l'irradiation post-opératoire dans le contrôle local des carcinosarcomes et non pas des léiomyosarcomes. Aucun intérêt n'a été retrouvé en matière de survie sans récidive ou d'intervalle libre sans récidive.

Certaines études rétrospectives ont conclu à l'amélioration de la survie globale pour les patientes traitées par chirurgie et radiothérapie postopératoire, mais les conclusions sont à analyser avec précaution [GERSZTEN1998] [FERRER1999]

[HOFFMANN1996] [166] [167] [168], car il semble que la sélection des patientes soit à l'origine du bénéfice sur la survie globale (niveau de preuve D) SOR 2005.

• Modalités de l'irradiation :

Les modalités d'irradiation externe dans le traitement des sarcomes utérins restent extrêmement diverses et non standardisées. Dans la mesure où les sarcomes utérins sont des tumeurs rares qui représentent moins de5 % des tumeurs utérines, les modalités d'irradiation externe se sont basées sur celles déjà existantes, notamment celles utilisées dans le traitement des adénocarcinomes de l'endomètre SOR 2005[5]

• Volumes d'irradiation :

Il s'agit d'une irradiation pelvienne, le plus souvent postopératoire. Le radiothérapeute doit évidemment prendre en compte les données peropératoires et anatomopathologiques pour définir ce volume.

+Dose d'irradiation :

La spécification de la dose n'est pas systématiquement mentionnée dans la littérature et son analyse retrouve des données extrêmement diverses concernant le niveau de dose. La dose totale délivrée au niveau du pelvis varie de 40 à 55 Gy. La

dose totale la plus fréquemment rapportée est une dose moyenne de 45 à 50 Gy au niveau pelvien [CHI1997] [FERRER1999].[166][169]

La dose par fraction varie selon le volume et les différentes études de 1,8 à 2 Gy par fraction, à raison d'une fraction par jour et de 5 fractions par semaine.

Il est primordial de définir une technique rigoureuse de traitement et notamment une dosimétrie prévisionnelle informatisée réalisée à partir d'un scanner de dosimétrie, qui permettra de garantir une bonne définition des volumes à traiter ou à éviter [5].

+Techniques d'irradiation :

Énergie: La photonthérapie permet d'obtenir une homogénéité satisfaisante de la dose au niveau du volume cible et permet aussi de réduire la dose aux structures saines adjacentes, en particulier au niveau de la vessie ou du rectum. [5]

Volume : L'irradiation pelvienne se fait par deux ou quatre champs orthogonaux (deux opposés antéropostérieur et postéro-inférieur plus ou moins deux champs latéraux) en utilisant une technique isocentrique.

L'irradiation par quatre champs est à privilégier afin de réduire la dose délivrée aux organes critiques (grêle, rectum et côlon). [5]

• Curiethérapie :

La place de la curiethérapie vaginale reste à définir. Peu d'études rétrospectives ont analysé le bénéfice de la curiethérapie vaginale sur le contrôle local du fait du faible nombre de patientes. Chi et al. ont rapporté que l'addition de la curiethérapie vaginale en complément de l'irradiation externe ne modifiait pas de façon significative le taux de récidive pelvienne [CHI1997][169] contrairement à Livi et al[170] qui ont retrouvé un taux de récidive locale à 03 ans de 23% Chez les patientes ayant reçu une curiethérapie en addition à une radiothérapie externe contre 40% chez celle ayant reçu une radiothérapie complémentaire et 70% chez

celles qui ont bénéficié d'une chirurgie seule.

En effet, les récidives pelviennes, notamment vaginales, posent le problème des complications rectales et/ou urologiques fréquentes et des douleurs souvent importantes.

Du fait de la bonne tolérance de la curiethérapie vaginale de complément, celle-ci peut être proposée pour les patientes à risque de récidive locale [CHAUVEINC1999][161] (niveau de preuve D).

Tableau 7: Effet de la radiothérapie sur la récidive locale et la survie

| Références | Traitements | Effectifs | Rechute locale | Survie 2 |
|---|---|---|---|---|
| Livi [170] | Chirurgie seule<br>Chirurgie+<br>Radiothérapie | 21<br>23 | 70%<br>40% | np<br>np |
| HOFFMANN [168] | Chirurgie seule<br>Chirurgie +<br>radiothérapie | 22<br>32 | 3/22 (14%)<br>0/32 | 3 %<br>90 % |
| ECHT<br>63 patientes<br>[171] | Chirurgie seule<br>Chirurgie +<br>Radiothérapie | 27<br>36 | 9/27 (33%)<br>0/36 | 25 %<br>44 % |
| CHI<br>38 patientes<br>[169] | Chirurgie seule<br><br>Chirurgie +<br>radiothérapie | 10<br><br>28 | 5/10 (50 %)<br><br>6/38 (21 %) | 63 % (stadeI)<br>50 % (stades II)<br>62 % (stades I) ; 40 % (stades II) |
| FERRER<br>103 patientes<br>[166] | Chirurgie seule<br>Chirurgie +<br>radiothérapie | 48<br>55 | 32/48 (66 %)<br>14/55 (25 %) | 37 %<br>73 % |
| SHIMM<br>[172] | Chirurgie seule<br><br>Chirurgie +<br>radiothérapie | 10<br><br>14 | 7/10 (70 %)<br>7/14 (50 %) | np |
| GERSZTEN<br>[167] | Chirurgie seule<br>Chirurgie +<br>radiothérapie | 31<br>29 | 17/31(55%)<br>1/29 (3 %) | np |

a : stades I et II ; b : résultats à 05 ans ; np :non precisé

3. A.c Chimiothérapie :

Malgré l'évolution défavorable de ces tumeurs, il existe peu d'études prospectives randomisées de chimiothérapie en stade précoce ou avancé et la prise en charge optimale n'est pas clairement définie.

Ces tumeurs étant rares, les patientes ont souvent été incluses dans des protocoles incluant les sarcomes des tissus mous. Peu de protocoles ont été spécifiquement consacrés aux sarcomes utérins.

• Chimiothérapie en stade avancée, phase métastatique ou en cas de récidive :

Dans la littérature, il n'existe que trois études randomisées qui se sont intéressées à l'utilité de la chimiothérapie en cas de sarcome utérin. Elles ont comparés mono chimiothérapie versus polychimiothérapie. La plus récente est celle de Sutton et coll.[173] ; qui s'est intéressée uniquement aux tumeurs malignes mulleriennes mixtes comparant chez 194 patientes, en première ligne, ifosfamide à l'association ifosfamide – cisplatine. L'association était plus bénéfique par rapport à la monochimiothérapie en matière de taux de réponse (54% versus 37% p= 0.03) et d'intervalle de survie sans progression (médiane de 06 mois versus 04 mois ; p=0.02). Par ailleurs, il n'y avait pas de différence significative concernant la survie globale (médiane 7.6 mois versus 9.4 mois ; p= 0.07).

Les deux autres études ont comparés la doxorubicine en monothérapie à l'association Doxorubicine – Cyclophosphamide (MUSS et coll. [174]) et Doxorubicine – Dacarbazine (OMURA et coll. [175]). Pour MUSS et coll. il n'y avait pas de différence significative entre la monothérapie et la bithérapie concernant la survie globale ni la survie sans progression. De même, Omura et coll. [176] n'ont pas objectivé de différence significative que se soit en matière de survie globale ou de survie sans maladie. Par ailleurs, les 02 auteurs n'ont pas offert de précision concernant les différents types histologiques séparément.

Plusieurs études en phase II ont comparés différents cytotoxiques, en mono et poly chimiothérapie (tableau)

Les paramètres les plus étudiés sont le taux de réponse et la toxicité. Moins souvent, la survie globale, la survie sans progression et la qualité de vie ont été évalué.

En somme, en phase II, les cytotoxiques les plus efficaces dans les sarcomes utérins sont la doxorubicine, l'ifosfamide, la cisplatine et l'étoposide et les taux de réponse semblent varier en fonction du type histologique (Tableau).

Les associations les plus efficaces combinent doxorubicine et ifosfamide (30 % deréponse), doxorubicine et ifosfamide ou cyclophosphamide, cisplatine, vindésine etdacarbazine, (protocole DECAV) (taux de réponse de 53 %) et plus récemmentgentamicine et docetaxel dans les léiomyosarcomes (taux de réponse de 50 %) (Tableau).

Les dernières associations, si elles semblent permettre d'obtenir un taux de réponse supérieur, sont cependant plus toxiques et nécessitent l'utilisation de facteurs de croissance systématiques.

• Chimiothérapie adjuvante

Une seule étude randomisée de chimiothérapie adjuvante a été menée dans les sarcomes utérins par le GOG Gynecologic oncologic group [175]. Cette étude a comparé une chimiothérapie adjuvante avec doxorubicine seule (60 mg/m² toutes les 3 semaines/8 cycles) versus observation chez des patientes opérées d'un sarcome utérin de stade I ou II (toutes histologies confondues). La radiothérapie pelvienne de complément était laissée au choix du clinicien. Aucune différence significative n'a été observée sur la survie sans récidive (41 % de rechute avec chimiothérapie versus 53 % sans chimiothérapie adjuvante) ou sur la survie globale (médiane de survie de 74 mois avec doxorubicine versus 55 mois sans chimiothérapie). L'interprétation des résultats doit cependant être prudente. Seules 156 patientes ont été évaluables sur 225 incluses, sans que les raisons en soient précisées. Enfin, la doxorubicine seule a donné un taux de réponse en phase métastatique compris entre 10 et 25 % à la dose de 60 mg/m² [OMURA1983] [176] ce qui n'en fait pas un candidat de choix à proposer en traitement adjuvant et il est probable qu'une association de médicaments serait plus appropriée. [5]

Une étude randomisée de phase III, mise en place par les groupes gynécologie et sarcome de la FNCLCC, a été initiée en France en septembre 2001. Cet essai a étudié l'effet de l'adjonction d'une polychimiothérapie (4 cycles doxorubicine, ifosfamide et cisplatine) à une radiothérapie pelvienne adjuvante dans les traitements des sarcomes utérins non métastatiques.Les sarcomes du stroma endométrial de bas grade sont exclus. L'objectif principal est l'augmentation de la survie sans récidive à 3 ans. Les résultats de cette étude devraient permettre de préciser en partie la place de la chimiothérapie adjuvante dans la prise en charge des patientes atteintes de sarcomes utérins.

**Tableau 54. Monochimiothérapie dans les sarcomes utérins**

| Substance | Références | Types histo. | Antécédents de RT | Schémas de chimiothérapie | Taux de réponse |
|---|---|---|---|---|---|
| Doxorubicine | [OMURA1983] | LMS | non | 60 mg/m²/3 sem. | 25 % (7/28) |
| | | CS | | | 10 % (4/41) |
| Ifosfamide | [SUTTON1989] [SUTTON1992] | LMS | non | 1,5 g/m²/j 5j/4 sem. | 17 % (6/35) : 6RP |
| | | CS | | | 32 % (9/28) : 5RC et 4RP |
| Cisplatine | [THIGPEN1986] [THIGPEN1991] | LMS | non | 50 mg/m²/3 sem. | 3 % (1/33) : 1RP |
| | | | oui | 50 mg/m²/3 sem. | 5 % (1/19) : 1RP |
| | | CS | non | 50 mg/m²/3 sem. | 19 % (12/63) : 5RC et 7 RP |
| | | | oui | 50 mg/m²/3 sem. | 18 % (5/28) : 2RC et 3 RP |
| | | | non | 75-100 mg/m²/3 sem. | 42 % (5/12) : 1RC et 4 RP |
| Étoposide | [SLAYTON1987] [SLAYTON1987A] [SLAYTON1991] | LMS | oui | 100 mg/m²/j 3j/4 sem. | 11 % (3/28) : 1RC et 2 RP |
| | | CS | | | 6 % (2/31) : 2RP |
| Diaziquone (AZQ) | [SLAYTON1987] [SLAYTON1991] [SLAYTON1991A] | LMS | oui | 30 mg/m²/3 sem. | 0 % (0/24) |
| | | CS | | | 5 % (1/22) |
| Mitoxantrone | [MUSS1990] | LMS | oui | 12 mg/m²/3 sem. | 0 % (0/12) |
| | | CS | | | 0 % (0/17) |
| Paclitaxel | [SUTTON1997] | LMS | oui | 175 mg/m2/3 sem. | 8.8 % (3/34) : 2RC et 1RP |

LMS : léiomyosarcome ; CS : carcinosarcome ; sem : semaine ; RP: réponse partielle ; RC: réponse complète ; j : jour.

**Tableau 55. Polychimiothérapie dans les sarcomes utérins**

| Types histologiques | Références | Antécédents de RT | Schémas de chimiothérapie | Taux de réponse |
|---|---|---|---|---|
| Tous sarcomes | [PAUTIER2002] | oui (18/26) | DX : 50 mg/m² J1<br>DTIC : 200 mg/m²/j J1-3<br>V : 2 mg/j J1-2<br>CDDP : 100 mg/m² J3<br>et CP : 200 mg/m²/j J1-3 ou<br>IFO : 2 g/m²/j J1-3 | 54 % (14/36) : 11RP et 3RC |
| Léiomyosarcomes | [HENSLEY2002] | oui (14/34) | GM : 900 mg/m² J1<br>DT : 100 mg/m² J1 | 3RC et 1RP |
| Léiomyosarcomes | [SUTTON1996] | oui (9/36) | DX : 50 mg/m² J1<br>IFO : 5g/m² PC J1 | 30 % (10/36) : 9RP et 1RC |
| Tous sarcomes | [MUSS1985] | np | DX : 60 mg/m² J1<br>CP : 500 mg/m² J1 | 19 % (5/26) : 3RP et 2RC |
| Léiomyosarcomes | [OMURA1983] | np | DX : 60 mg/m² J1<br>DTIC : 250 mg/m2/j J1-5 | 30 % (6/20) |
| Carcinosarcomes | [OMURA1983] | np | DX : 60 mg/m² J1<br>DTIC : 250 mg/m²/j J1-5 | 23 % (7/31) |
| Autres sarcomes | [OMURA1983] | np | DX : 60 mg/m² J1<br>DTIC : 250 mg/m²/j J1-5 | 20 % (3/15) |

CDDP : cisplatine ; GM : gemcitabine ; DTIC : dacarbazine ; DX : doxorubicine ; V : vindésine ; DT : docétaxel ; IFO : ifosfamide ; CP : cyclophosphamide ; RC : réponse complète ; RP : réponse partielle ; RT : radiothérapie ; np : non précisé.

### 3. A.d Thérapie génique :

La thérapie génique constitue un domaine de recherche et d'espoir dans le traitement des sarcomes utérins. Plusieurs molécules , telles le celiciclib (CYC202 ; r-roscovitine), TNP-470 ont été testées seules ou en association avec d'autres thérapeutiques, avec des résultats disparates. Des résultats prometteurs ont été obtenus avec l'imatinibe mesylate mais des recherches complémentaires sont nécessaires pour les confirmer. [177][178][179]

### 3.A.e Hormonothérapie :

L'évaluation de l'apport de l'hormonothérapie dans le traitement des différents types de sarcomes utérins continue à faire l'objet de nombreuses études depuis que leur hormonodépendance a été demontrée (chapitre anatomopathologie). Plusieurs hormones ont été proposées dans des publications diverses sans qu'on puisse en établir des consensus puisqu'elles portent toutes sur des cas isolés ou de petites séries. Nous rapportons ici des cas ayant fait l'objet de publications.

Anti-estrogène : Augusto et coll. [180] ont eu une nette diminution du volume d'un sarcome du stroma endométrial confiné à l'utérus, grâce au traitement par l'acétate de leuprolide, permettant ainsi une hystérectomie par voie vaginale.

De même,Pink et coll. ont pu contrôler la progression de sarcome du strom endométrial en récidive chez quatre des cinq patientes traitées initialement par

Létrozole ayant une action inhibitrice d'aromatase et une patiente qui a été mise secondairement sous cette même hormone après échec du traitement par acétate de médroxyprogesterone. [181]

Pour Reich et Reguauer, les patientes doivent bénéficier d'un traitement hormonal adjuvant visant à diminuer le potentiel oestrogénique intra et extra-tumoral en cas de ESS. Pour cela, ils proposent les inhibiteurs d'aromatase, la progesterone et/ou les analogues de la GnRH [182]

Progestérone : Lo CA et coll. ont traité une patiente présentant un leiomyosarcome récidivant dans le pelvis et le poumon. Après résection de toute la tumeur pelvienne, la patiente a été mise sous acétate de medroxyprogestérone. Un des deux nodules pulmonaires a disparu après sept mois alors que l'autre a persisté nécessitant une résection chirurgicale. L'analyse immuno-histochimique de ce deuxième nodule a montré l'absence des récepteurs à la progestérone. [183]

Anti-progestérone : Koviosto et coll. ont eu une réponse positive chez un cas (Grade1) sur les trois leiomyosarcomes récidivants traités par la mifépristone ou RU486

Les auteurs ont conclu que cette hormone peut avoir un rôle dans le traitement de certains leiomyosarcomes récidivants [184]

Analogue de la gonadotrophines-realising hormone Gn-RH : une réduction de la récidive tumorale d'un ESS avec amélioration de la symptomatologie après traitement par Triptoréline (agoniste de LH-RH) a été rapporté par l'équipe de Burke [185]

3. B. Indications :

Les indications les plus récentes sont celles des standards options recommandations 2005 qui rejoignent celles du collège royale des radiologistes anglais 2002 [5][186]

3. B.a. Selon l'opérabilité :

• Traitements des sarcomes utérins opérables d'emblée :

Standards :

Exérèse chirurgicale suivie d'une radiothérapie complémentaire représente le standard actuel pour le traitement locorégional.

L'indication d'une radiothérapie palliative est réservée aux patientes refusant tout autre traitement (ou présentant une tumeur évolutive non opérable).

Option :

Plusieurs alternatives de traitements adjuvants peuvent être proposées (curiethérapie de complément, radiothérapie, chimiothérapie) mais le choix et la séquence éventuelle de ces traitements doivent être discutés.

• Traitements des sarcomes utérins non opérables :

Standard :

Il n'y a pas d'attitude standard.

Options :

Une radiothérapie palliative peut être proposée aux patientes présentant une tumeur évolutive non opérable.

Lorsqu'il existe une récidive du sarcome sous la forme métastatique pulmonaire ou hépatique accessible à une résection chirurgicale, la chirurgie d'exérèse (hépatectomie ou résection pulmonaire) doit être discutée.

3. B.b selon le diagnostic pré- opératoire :

• Modalités de la chirurgie des sarcomes utérins en cas de diagnostic de sarcome utérin fortement suspecté ou prouvé avant ou lors l'intervention initiale:

Standards

L'intervention de référence est l'hystérectomie totale.

En cas d'utérus volumineux, la laparotomie semble être la voie d'abord de choix. La voie d'abord vaginale doit être évitée. Selon le stade de la tumeur :

C.1 Stades I : tumeur limitée à l'utérus (stade I)

Standard

L'intervention doit débuter par une exploration de la totalité de la cavité abdominopelvienne à la recherche d'une extension locorégionale de la tumeur (pelvis, péritoine, aires ganglionnaires pelvienne et lomboaortique,foie). Tout élément suspect devra être prélevé. Une cytologie péritonéale sera réalisée.

C.2 Stades II et III : col utérin envahis (stade II) et/ou atteinte ovarienne ganglionnaire (stades III)

Standard

L'hystérectomie avec annexectomie bilatérale reste l'intervention de référence associée à l'exérèse des localisations métastatiques éventuelles (adénectomie ou lymphadénectomie)

Options :

Une hystérectomie élargie peut être proposée.

L'omentectomie et la lymphadénectomie peuvent être pratiquées lorsqu'il existe des lésions suspectes sur l'épiploon et/ou une adénomégalie (pelvienne ou lomboaortique).

C.3 Stades IV : atteinte au rectum ou à la vessie, atteinte péritonéale, métastase à distance

Standard :

Il n'y a pas d'attitude standard.

Option :

La chirurgie est discutée mais l'hystérectomie avec annexectomie bilatérale première semble indiquée quand elle est techniquement réalisable. Lorsqu'il existe une extension rectosigmoïdienne sans localisation extrapelvienne et/ou métastatique, la résection de la charnière rectosigmoïdienne peut se discuter mais il n'existe pas de consensus dans la littérature concernant cette attitude (chirurgie initiale ou après traitements adjuvants).

c.4 cas particuliers des Carcinosarcomes :

Standard :

L'hystérectomie et l'annexectomie seront associées systématiquement à une lymphadénectomie pelvienne (voire lombo-aortique en cas d'adenomégalie), une omentectomie et des biopsies péritonéales multiples.

• Modalités de la chirurgie des sarcomes utérins en cas de diagnostic méconnu avant l'intervention chirurgicale :

Standards

Si le diagnostic de sarcome a été posé sur une pièce de myomectomie, une hystérectomie de complément avec annexectomie bilatérale semble indiquée.

Lorsqu'il s'agit d'un léiomyosarcome ou d'une tumeur du stroma endométrial et si la chirurgie initiale a été complète (hystérectomie avec annexectomie bilatérale), aucune chirurgie complémentaire n'est indiquée.

Options

Lorsqu'il y a eu une hystérectomie subtotale ou une hystérectomie sans annexectomie, une chirurgie de complément (totalisation de l'hystérectomie ou annexectomie bilatérale) peut se discuter.

Lorsqu'il s'agit d'un carcinosarcome, une chirurgie de complément pour réaliser une omentectomie et une lymphadénectomie peut être envisagée.

IV. **Evolution** :

-Dissémination : les sarcomes utérins se disséminent par voie péritonéale aux ganglions lymphatiques régionaux et par voie hématogène particulièrement aux poumons, foie, cerveau, reins et os [14] par contiguïté vers les organes de voisinage.

-Rechutes : fréquentes surtout concernant les leiomyosarcomes qui rechutent dans 70 % des cas dans les 03 ans. 85% des rechutes sont métastatiques essentiellement pulmonaires (65%), plus rarement abdominales ou hépatiques. Les rechutes ganglionnaires sont rares. [14]Contrairement aux sarcomes du stroma endométrial

SSE qui rechutent en intrapelvien dans 25% à 50% des cas, avec atteinte des organes pelviens, le péritoine et le grand épiploon. En fait les sarcomes endométriaux indifférenciés rechutent plus fréquemment et plutôt à distance que les SSE de bas grade. En ce qui concerne les adenosarcomes, ils récidivent dans 25% à 40% des cas [66][187] . Les récidives sont généralement pelviennes ou vaginales, mais une métastase à distance survient chez 5% des cas.[187][64]Pour les carcinosarcomes, une extension extrautérine est déjà présente au moment du diagnostic dans la plupart des cas. Les métastases dans les ganglions intra abdominaux et rétropéritonéaux sont fréquentes. [188]

## V. Pronostic des sarcomes :

### 5.1. Facteurs Pronostiques

#### 5.1.1. Introduction

Le sarcome utérin est une maladie de mauvais pronostic. Dans la littérature, la médiane de survie globale est comprise entre 16 et 42 mois tous stades et toutes histologies confondus (Tableau 10) [PAUTIER2000][CHAUVEINC1999] [LENNART1994] [WOLFSON1994] [OLAH1992] [MALMSTROM1992]. [161] [189] [190] [191] [192] [193]

La survie globale à 5 ans varie entre 28 et 45 % [PAUTIER2000] [CHAUVEINC1999][LENNART1994][OLAH1992] [MALMSTROM1992][COVENS1987][189][161][191][190][193][194]. En effet, le pronostic varie selon les types histologiques.

➤ **Carcinosarcome** est une tumeur de très mauvais pronostic, souvent agressive et découverte à un stade localement avancé.

La survie à 5 ans est comprise entre 6 et 41 % tous stades confondus (Tableau 11) [PAUTIER2000] [NORDAL1997A] [MARTH1997] [SARTORI1997] [NOLA1996] [ECHT1990] [OLAH1992] [PODCZASKI1989][SPANOS1984] [DOSS1984][189][195][196][197][198][171][190][157][200].

La médiane de survie, rapportée dans 3 études a été respectivement de 13,15 et 26 mois [OLAH1992] [MARTH1997] [PAUTIER2000].

➢ **Léiomyosarcome** utérin est également une tumeur de pronostic assez médiocre.

La survie globale des patientes varie entre 22 % et 40 % à 5 ans, quel que soit le stade (Tableau 12) [PAUTIER2000] [BLOM1998] [NORDAL1995] [ECHT1990]    [LARSON1990A][BERCHUCK1988]    [KAHANPAA1986] [VARDI1980] [HANNIGAN1979] [189] [201] [202] [171] [203] [204] [205] [206].

➢ **Sarcome du stroma endométrial** est une tumeur de meilleur pronostic.

La survie globale, rapportée pour l'ensemble de la population atteinte d'un ESS, est plus élevée que pour les autres sous-groupes histologiques (de 57 % à 70 % à 5 ans selon les études) [PAUTIER2000][NORDAL1996] [ECHT1990] (Tableau 13). Ceci est essentiellement dû au très bon pronostic global des sarcomes du stroma de bas grade de malignité (grade défini par Norris et Taylor : moins de 10 mitoses pour10 champs). Ainsi, pour les tumeurs de bas grade, la survie à 05 ans a été respectivement de 80% et 90% dans les séries d'Evans et al. et Pautier et al. [EVANS1982] [PAUTIER2000][207].

Alors que pour les tumeurs de haut grade, la survie à 05 ans a été respectivement de 48 % et 10 % dans les séries de De Fusco et al. et Pautier et al. [DEFUSCO1989] [PAUTIER2000]. [208]

➢ L'adénosarcome : est considéré comme une tumeur de bas grade mais dont l'évolution est marquée par la récidive dans 25% -40% des cas.

Tableau 10. Sarcomes utérins : survie globale à 5

| Références | Effectifs | Stades | Médiane de survie | Survie à 5 ans |
|---|---|---|---|---|
| [COVENS1987] | 74 | Stades I | np | 30 % |
| [MALMSTROM1992] | 37 | Tous | 25 mois | 28 % |
| [OLAH1992] | 423 | Tous | 16 mois | 31 % |
| [LENNART1994] | 84 | Tous | 28 mois | 38 % |
| [WOLFSON1994] | 62 | tous | 126 mois (stades I) ; 43 mois (stades II) 19 mois (stades III) ; 7 mois (stades IV) | np |
| [ARRASTIA1997] | 97 | Tous | np | 74 % (stades I) ; 39 % (stades II) 32 %(stades III) ; 3 % (stades IV) |
| [NORDAL1997] | 1042 | Tous | np | 67 % (stades I) ; 27 % (stades II-III) 14 % (stades IV) |
| [CHAUVEINC1999] | 73 | Tous | 42 mois | 45 % |
| [PAUTIER2000] | 157 | Tous | 33 mois | 40 % |

les facteurs pronostiques étudiés sont variables selon les séries ; np : non précisé.

Tableau 11 :carcinosarcomes utérins survie globale à 5 ans

| Références | Effectifs | Stades | Médiane de survie | Survie à 5 ans |
|---|---|---|---|---|
| [PAUTIER2000] | 52 | Tous | 26 mois | 37 % |
| [YAMADA2000] | 24 stades I 38 stades II à IV | Tous | np | 74 % (stadesI) 24 % (stades II à IV) |
| [IWASA1998] | 24 | Tous | np | 36 % (tous stades) 62 % (stade I) 0 % (stades II à IV) |
| [NORDAL1997A] | 46 | Tous | np | 31 % |
| [MARTH1997] | 83 | Tous | 14.6 mois | 24 % |
| [SARTORI1997] | 118 | Tous | np | 34 % |
| [NOLA1996] | 23 | Tous | np | 41 % |
| [OLAH1992] | 152 | Tous | 13 mois | |
| [ECHT1990] | 32 | Tous | np | 25 % |
| [PODCZASKI1989] | 42 | Tous | np | 18 % |
| [SPANOS1984] | 108 | Tous | np | 38 % |
| [DOSS1984] | 49 | Tous | np | 6 % |

np : non précise.

Tableau 12: Leiomyosarcomes utérins survie globale à 5 ans

| Références | Stades I effectifs | survie à 5 ans | Tous stades effectifs | survie à 5 ans |
|---|---|---|---|---|
| [PAUTIER2000] | 45 | np | 78 | 35% |
| [BLOM1998] | np | np | 49 | 33% |
| [NORDAL1995] | 38 | 58 % | 70 | 37% |
| [ECHT1990] | np | np | 24 | 40% |
| [LARSON1990A] | 97 | 39 % | 143 | 29% |
| [BERCHUCK1988] | 32 | 31 % | 46 | 22% |
| [KAHANPAA1986] | 27 | 48 % | 51 | 27% |
| [VARDI1980] | 19 | 37 % | 32 | 25% |
| [HANNIGAN1979] | 12 | 67 % | 23 | 35% |

np : non précisé.

Tableau 13: Sarcomes du stroma endométrial utérins : survie globale à 5 ans

| Références | Effectifs | Grades | Médiane de survie | Survie à 5 ans |
|---|---|---|---|---|
| [PAUTIER2000] | 27 | Tous | Non atteinte | 57 % |
| [NORDAL1996] | 48 | Tous | np | 69 % |
| [OLAH1992] | 26 | Tous | 30 mois | np |
| [ECHT1990] | 10 | Tous | np | 70 % |
| [DEFUSCO1989] | 24 | Haut grade | 41 mois | 48 % |

np : non précisé.

### 5.1.2.Facteurs cliniques et histologiques

### 5.1.2.1. Toutes tumeurs

### 5.1.2.1.1. Facteurs pronostiques pour la survie globale

Plusieurs études publiées ont procédé à une analyse multivariée des facteurs pronostiques pour la survie globale dont [PAUTIER2000] [CHAUVEINC1999] [NORDAL1998] [209] [NORDAL1997] [LENNART1994] [WOLFSON1994] [OLAH1992] [MALMSTROM1992] (Tableau 14).

Facteurs cliniques

Le stade modifié de la classification FIGO a été étudié dans 7 études et considéré comme variable linéaire dans 5 d'entre elles. Dans l'étude de Chauveinc et al., les stades I ont été comparés aux stades II, III et IV [CHAUVEINC1999]. L'étude de Nordal et al. a comparé les stades I versus stades II et III versus stades IV [NORDAL1997]. Au total, le stade a été retrouvé comme facteur pronostique indépendant dans toutes les études sauf dans celle de Lennart et al. [LENNART1994].

L'âge a été étudié dans 6 des 8 études. Le cut-off été établi à 50 ans dans 3 études [OLAH1992] [CHAUVEINC1999] [NORDAL1997][210] avec un troisième groupe 50- 60 ans dans l'étude de Chauveinc et al. et 50-70 dans l'étude de Nordal et al.. Alors qu'il a été établi à 60 ans dans les études de Pautier et Wolfson [PAUTIER2000] [WOLFSON1994] et a été étudié comme une variable linéaire dans l'étude de Nordal et al. [NORDAL1998].

L'âge a été retrouvé comme un facteur pronostique indépendant dans 5 des 6 études et les tumeurs sont apparues de meilleur pronostic chez les femmes jeunes [OLAH1992] [NORDAL1997] [PAUTIER2000] [WOLFSON1994] [NORDAL1998].

Le statut ménopausique a été étudié dans 2 études [CHAUVEINC1999] [OLAH1992].

Seule l'étude de

Chauveinc et al. a retrouvé le statut ménopausique des patientes comme un facteur de mauvais pronostic

[CHAUVEINC1999].

La maladie résiduelle après chirurgie n'a été évaluée que dans 2 études [OLAH1992] [NORDAL1997] mais n'est apparue comme un facteur pronostique indépendant que dans une étude [NORDAL1997].

Facteurs histologiques

Le type histologique a été étudié dans toutes les études et n'a été retrouvé comme un facteur pronostique que dans une seule étude sur 1 042 patientes, uniquement en faveur des sarcomes du stroma endométrial (les léiomyosarcomes et les tumeurs mixtes ayant présenté le même pronostic) [NORDAL1997].

Le nombre de mitoses par 10 champs a été évalué dans 4 études [WOLFSON1994][CHAUVEINC1999][LENNART1994]

[MALMSTROM1992]. Une seule étude a retrouvé une valeur pronostique de ce facteur, mettant en évidence un pronostic plus mauvais lorsque le nombre de mitoses était supérieur à 10 pour champs [MALMSTROM1992].

La différenciation a été évaluée dans 3 études [OLAH1992][CHAUVEINC1999][LENNART1994]. Une seule étude a retrouvé une valeur pronostique de ce critère [OLAH1992].

La ploïdie a été étudiée dans trois essais [MALMSTROM1992] [WOLFSON1994] [LENNART1994].

Un seul d'entre eux a retrouvé une valeur pronostique pour ce facteur [MALMSTROM1992].

L'invasion myométriale n'a été de valeur pronostique dans aucune des 2 études qui l'ont évalué [WOLFSON1994] [CHAUVEINC1999].

Le grade : La définition du grade est hétérogène entre les différentes études.

Les études de Wolfson et al. et Malmstrom et al. n'ont pas défini le grade utilisé et n'ont pas retrouvé d'impact pronostique [MALMSTROM1992] [WOLFSON1994].

Nordal et al. ont utilisé le grading de Angerval utilisé dans les sarcomes des tissus mous (STM) et ont mis en évidence une valeur pronostique de ce système sur la survie [NORDAL1998]. Deux études françaises ont évalué le grade pronostique de la

Fédération nationale des centres de lutte contre le cancer (FNCLCC) validé dans les STM [PAUTIER2000] [CHAUVEINC1999].

L'étude de Pautier et al. N'a pas mis en évidence de valeur pronostique du grade sur la survie (la valeur du grade a été testée de façon linéaire). Contrairement à l'étude de Chauveinc et al. Qui a retrouvé une valeur pronostique significative du grade défini par la FNCLCC (l'analyse a été réalisée en regroupant les tumeurs de grade 1 et 2 pour former un groupe de meilleur pronostic par rapport aux tumeurs de grade3).

Le pourcentage de cellules en phase S a été étudié dans deux séries [LENNART1994] [MALMSTROM1992]. Aucune valeur pronostique n'a été retrouvée pour ce critère. Le diamètre tumoral a été retrouvé comme facteur pronostique en analyse multivariée (p = 0,002) [NORDAL1998]

La réponse lymphocytaire, et l'accumulation de la p53 n'ont été respectivement évalués que dans une seule étude [LENNART1994] [NORDAL1998] et n'ont été pas été reconnu comme facteur pronostique.

### 5.1.2.1.2. Facteurs pronostiques pour la survie sans récidive

Seules 2 études ont rapporté les facteurs pronostiques pour la survie sans récidive de l'ensemble des sarcomes quelle que soit l'histologie [PAUTIER2000] [CHAUVEINC1999] (Tableau 15).

L'étude de Chauveinc et al. a étudié séparément la survie sans récidive métastatique et la survie sans récidive locale alors que l'étude de Pautier et al. N'a rapporté que la récidive globale

L'âge et le stade ont été retrouvés comme des facteurs pronostiques uniquement dans l'étude de Pautier et al. [PAUTIER2000].

Le grade histopronostique de la FNCLCC décrit dans les sarcomes des tissus mous a été étudié dans les 2 études. Il n'est pas ressorti comme un facteur pronostique dans l'étude de Pautier et al. En revanche, il est ressorti comme un facteur pronostique dans l'étude de Chauveinc et coll. uniquement en cas d'une comparaison tumeurs de grade 1 versus tumeurs de grade 2- 3.

Tableau 14: FACTEURS PRONOTIQUES POUR LA SURVIE GLOBALE

| Références | [WOLFSON1994] n = 62 | | [PAUTIER2000] n = 157 | | [OLAH1992] n = 423 | | [CHAUVEINC1999] n = 73 | | [LENNART1994] n = 84 | | [MALMSTROM1992] n = 37 | | [NORDAL1999] n = 158 | | [NORDAL1997] n = 1042 | |
|---|---|---|---|---|---|---|---|---|---|---|---|---|---|---|---|---|
| Facteurs | univ. | multi | univ. | multi | univ. | multi | univ. | multi | univ. | mult. | univ. | multi | univ. | multi | univ. | multi |
| Âge | s p = 0.03 | s | s p = 0.008 | s (np) | s p<10⁻⁴ | s p<10⁻⁴ | s p = 0.04 | ns | np | np | np | np | s p<10⁻⁴ | | s | s (np) |
| Race | s | s | np | np | s | s | np | np | np | np | np | np | np | np | np | np |
| Stade | s p=4.10⁻⁴ | s p=4.10⁻⁴ | s p=1.10⁻⁴ | s (np) | s p<10⁻⁴ | s p<10⁻⁴ | s p = 0.02 | s p = 0.02 | np | ns | s p = 0.042 | ns | np | np | s p = 0.001 | s p<10⁻⁴ |
| Type histo | ns | | ns | - | ns | | ns | - | ns | - | ns | - | s | | s p < 0.001 | |
| Statut ménopause | np | np | np | np | s p<10⁻⁴ | s | s p = 0.003 | s p = 0.03 | np | np | np | np | np | np | np | np |
| Nbe mitoses | s p=4.10⁻⁴ | s p = 0.01 | np | np | np | np | ns | - | ns | - | s p < 0.002 | | np | np | np | np |
| Différen-ciation | np | | np | | np | | s p<10⁻⁴ | s p<10⁻⁴ | ns | s | s p = 0.03 | | np | | s | np |
| Grade | s p = 0.003 | | np | s | np | np | s p = 0.001 | s p = 0.001 | np | - | ns | | s | s p=4.10⁻⁴ | s | np |
| Maladie résiduelle | np | np | np | np | s p<10⁻⁴ | ns | np | np | np | np | np | np | s | s p<10⁻⁴ | np | np |
| Ploidie | s p = 0.04 | ns | np | np | np | np | np | np | ns | - | s p = 0.002 | s p = 0.046 | np | np | np | np |
| Invasion myométriale | s p = 1.10⁻⁴ | ns | np | np | np | np | ns | - | np | np | np | np | np | np | np | np |
| Phase S | np | np | np | np | np | np | np | np | ns | - | s p = 0.10⁻⁴ | | np | np | np | np |

pas de sarcome du stroma endométrial : ¹âge < 60 ans *versus* âge > 60 ans ; ²âge < 50 ans *versus* âge > 50 ans ; ³âge < 50 ans *versus* âge compris entre 50 et 60 ans *versus* âge > 60 ans ; ⁴ variable continue ; ⁵âge < 50 ans *versus* âge compris entre 60 et 69 ans *versus* âge > 70 ans ; ⁶stades I par rapport aux autres stades ; ⁷stades I et II par rapport aux stades III et IV ; ⁸< 10 mitoses/champ *versus* > 10 mitoses/champ ; ⁹< 5 mitoses/champ *versus* 5-9 mitoses/champ > 9 mitoses/champ ; ¹⁰ < 9 mitoses/champ *versus* 10-19 mitoses/champ *versus* > 20 mitoses/champ ; ¹¹système de grading de la FNCLCC ; ¹²système de grading Bell ; ¹³système de grading Angervel ; ¹⁴< 50 % envahissement et >50 % envahissement ; ¹⁵< 2/3 envahissement *versus* > 2/3 envahissement ; ¹⁶< 10 % de cellules en phase S *versus* >10 % de cellules en phase S ; ¹⁷< 10 % phase S *versus* 10-20 % phase S *versus* > 20 % phase S ; s : significatif ; ns : non significatif ; np : non précisé ; univ : analyse univariée ; multi : analyse multivariée.

Tableau 15: facteurs pronostiques pour la survie sans récidive [SOR]

| Références | [PAUTIER2000] (n = 157) | | [CHAUVEINC1999] (n = 73) | | | |
|---|---|---|---|---|---|---|
| Facteurs | univ | multi | univ SSRM | multi SSRL | univ SSRM | multi SSRL |
| Âge | p = 0.048¹ | p < 0.05* | ns² | ns² | nd | nd |
| Stade | p = 0.000₁ | p < 0.05 | ns³ | ns | nd | nd |
| Statut ménopause | nd | nd | ns | ns | nd | nd |
| Type histologique | ns | nd | p = 0.04 | ns | ns | nd |
| Grade histologique (FNCLCC) | ns | nd | p = 0.03⁴ | ns | p = 0.02³ | nd |
| Invasion myométriale | nd | nd | ns | ns | nd | nd |
| Index mitotique | nd | nd | ns | ns | nd | nd |
| Radiothérapie adjuvante | nd | nd | ns | p = 0.005 | nd | p = 0.03 |

¹âge < 60 ans *versus* âge > 60 ans ; ²âge < 50 ans *versus* 50-60 ans *versus* > 65 ans ; ³stades I *versus* stades II à IV ; ⁴grades I *versus* grades II à III ; np : non précisé ; nd : non déterminé ; ns : non significatif ; SSRM : survie sans récidive métastatique ; SSRL : survie sans récidive locale ; univ : analyse univariée ; multi : analyse multivariée.

### 5.1.2.2. Carcinosarcomes

### 5.1.2.2.1. Facteurs pronostiques pour la survie globale

Plusieurs équipes ont étudié l'influence de facteurs cliniques et histologiques sur la survie des patientes atteintes de carcinosarcomes en analyse multi variée [YAMADA2000] [PAUTIER2000] [IWASA1998] [211] [NORDAL1997A] [MARTH1997] [NOLA1996] [LARSON1990][212] [PODCZASKI1989] [MACASAET1985] (Tableau 17).

Facteurs cliniques

Le stade a été retrouvé comme facteur pronostique dans 7 études.

L'âge a été évalué dans 7 études [PAUTIER2000] [IWASA1998][NORDAL1997A] [MARTH1997] [PODCZASKI1989] [LARSON1990] [MACASAET1985] et n'a été retrouvé comme facteur pronostique que dans 4 d'entre elles [PAUTIER2000] [NORDAL1997A] [MARTH1997] [LARSON1990].

L'âge à la ménopause a été étudié par Marth et al. sans qu'aucune valeur pronostique de ce facteur ne soit retrouvée [MARTH1997].

La parité a été étudiée dans 3 études [IWASA1998] [MARTH1997] [NORDAL1997A] et retrouvée comme un facteur pronostique dans une seule d'entre elles avec une influence bénéfique de la parité sur le pronostic [MARTH1997].

Le diamètre tumoral a été évalué dans deux études qui n'ont pas retrouvé de valeur pronostique pour ce critère [IWASA1998][NORDAL1997A].

Facteurs histologiques

L'invasion des vaisseaux par la tumeur a été étudiée dans 3 séries [YAMADA2000] [NORDAL1997A] [MACASAET1985]. Aucune influence sur la survie n'a été retrouvée dans l'étude de Nordal et al. [NORDAL1997A].

Les 2 autres études ont retrouvé une valeur pronostique de ce facteur en analyse univariée mais cette variable n'a pas été incluse par la suite dans le modèle d'analyse multivarié [YAMADA2000] [MACASAET1985].

L'infiltration myométriale de la tumeur a été étudié par six équipes [YAMADA2000][MARTH1997][NORDAL1997A][NOLA1996][PODCZASKI 1989] [MACASAET1985].

Deux d'entre elles ont mis en évidence une valeur pronostique de ce facteur en analyse multivariée [NOLA1996] [MARTH1997]. À noter cependant que l'étude de Podczaski et al. n'a pas inclus ce critère dans la modèle d'analyse multivariée alors qu'il était significatif en analyse univariée [PODCZASKI1989].

La ploïdie a été étudiée par deux équipes sans qu'aucune valeur pronostique n'ait été mise en évidence [NOLA1996] [NORDAL1997A].

Type histologique des deux copmposantes carcinomateuses et sarcomateuses a été analysé par plusieurs auteurs.

En ce qui concerne la composante carcinomateuse, la valeur pronostique du type histologique a été mise en évidence dans l'une des 2 études qui ont évalué ce critère [IWASA1998]. Ainsi, les tumeurs séreuses et à cellules claires semblent de plus mauvais pronostic [NORDAL1997A].

Aucune des 3 études qui ont évalué le grade n'a rapporté de valeur pronostique pour ce facteur [PAUTIER2000] [IWASA1998] [NORDAL1997A].

Concernant la composante sarcomateuse, aucune valeur pronostique du contingent homologue ou hétérologue, du pourcentage de sarcome dans la tumeur primitive, du nombre de mitoses par 10 champs, de la nécrose tumorale, de la différenciation, de la cellularité, des atypies cellulaires et du grade histologique (FNCLCC) n'a été retrouvée dans les études [PAUTIER2000] [IWASA1998] [NORDAL1997A][MARTH1997][NOLA1996] [LARSON1990] [PODCZASKI1989] [MACASAET1985].

La cytologie péritonéale a été spécifiquement étudiée par l'équipe de Kanbour [KANBOUR1989][214].

Les auteurs ont montré sur une série de 28 patientes que la fréquence de positivité sur le lavage péritonéal pour la recherche de cellules tumorales était directement liée au stade de la maladie et au degré d'envahissement myométrial.

Par ailleurs, pour les stades I, la cytologie péritonéale semble un facteur pronostique important mais l'effectif trop faible (9 stades I) n'a pas permis de mettre en évidence une significativité.

Facteurs liés au traitement

Quatre équipes ont regardé si l'instauration d'un traitement adjuvant après la chirurgie avait une influence sur la survie [PAUTIER2000] [NORDAL1997A]

[NOLA1996] [LARSON1990]. Trois études sont négatives et une montre une influence de la radiothérapie externe sur la survie [LARSON1990].

### 5.1.2.2.2. Facteurs pronostiques pour la survie sans progression

Deux études ont étudié les facteurs pronostiques de survie sans progression dans les carcinosarcomes [PAUTIER2000] [MAJOR1993][188] (Tableau 16).

Aucun des 4 facteurs étudiés dans les deux études n'a d'influence dans les groupes (contingent homologue versus hétérologue, nombre de mitoses par 10 champs, différenciation de la composante sarcomateuse, grade).

Le seul élément pronostique pour la progression a été le stade dans l'étude de Pautier et al. [PAUTIER2000].

Dans la seconde étude, seuls le contingent hétérologue et le grade de la composante sarcomateuse ont été rapportés comme facteurs pronostiques pour la survie sans progression [MAJOR1993]. Il n'est pas précisé dans cette dernière étude quelle définition du grade a été retenue.

Tableau 16: carcinosarcomes facteurs pronostiques pour la survie sans récidive

| Références<br>Facteurs | [PAUTIER2000]<br>n = 52<br>univ | multi | [MAJOR1993]<br>n = 301<br>univ | multi |
|---|---|---|---|---|
| Âge | ns[1] | - | np | np |
| Stade | p = 0,007 | s (np) | np | - |
| Carcinome | | | | |
| • différenciation | ns | - | np | np |
| • envahissement myomètre | np | np | p = 0,001 | ns |
| Sarcome | | | | |
| • % sarcome[2] | ns | - | np | np |
| • homo/hétérologue | ns | - | s (np) | p = 0,024 |
| Nbre de mitoses | ns | - | ns | - |
| Nécrose | ns | - | np | np |
| Différenciation | ns | - | p = 0,013 | ns |
| Atypies cellulaires | ns | - | np | np |
| Cellularité | ns | - | np | np |
| Grade | ns[3] | - | s (np) | p = 0,021 |
| Traitement adjuvant | ns | - | np | np |
| Invasion des vaisseaux | np | np | p < 0,001 | ns |
| Diamètre tumoral | np | np | p = 0,03[4] | ns |
| Atteinte annexielle | np | np | S (np) | p < 0,001 |
| Atteinte ganglionnaire | np | - | s (np) | p < 0,001 |

[1] âge < 60 ans versus > 60 ans ; [2] < 70 % versus > 70 % ; [3] système de grading de la FNCLCC ; [4] < 5cm versus 5-10 cm versus > 10cm ; univ : analyse univariée ; mult : analyse multivariée ; np : non précisé ; ns : non significatif.

Tableau 17: carcinosarcomes facteurs pronostiques pour la survie globale

| Références | [YAMADA2000] n = 62 | | [PAUTIER2000] x = 52 | | [NOLA1996] x = 23 | | [NORDAL1997A] x = 46 | | [MARTH1997] x = 83 | | [IWASA1998] x = 25 | | [MACASAET1985] x = 255 | | [LARSON1990] x = 147 | | [PODCZASKI1989] x = 42 | |
|---|---|---|---|---|---|---|---|---|---|---|---|---|---|---|---|---|---|---|
| Facteurs | univ. | multi | univ. | multi | univ. | multi | univ. | multi | univ. | multi | univ. | multi | univ. | multi | univ. | multi | univ. | multi |
| Age | np | np | s $p=0.02$ | np | np | np | s $p=0.008$ | s $p=0.004$ | s $p=0.037$ | np | s $p=0.035$ | np | np | - | s $p<0.015$ | s $p<0.001$ | np | - |
| Stade | np | np | s $p=0.00$ | np | s $p=0.013$ | s $p=0.025$ | s $p=0.0003$ | s $p=0.004$ | s $p=0.009$ | s $p=0.010$ | s $p=1.10^{-4}$ | (np) | np | - | s $p<0.001$ | s $p<0.001$ | s $p=0.006$ | np |
| Statut ménop. | np | np | np | np | np | np | np | np | s $(p=0.013)$ | np | np | np | np | - | np | np | np | np |
| Doul abdo | np | np | np | np | np | np | np | np | np | np | np | np | np | - | s $p=0.001$ | s $p=0.02$ | np | np |
| Parité | np | np | np | np | np | np | np | - | s $p=0.026$ | s $p=0.014$ | np | - | np | - | np | np | np | np |
| Cytologie perit. | s $p=0.002$ | np | s | np | np | np | np | np | np | np | np | np | np | np | np | np | np | np |
| Atteinte annexe | s $p=0.004$ | np | s | np | np | np | np | np | np | np | np | np | np | np | np | np | np | np |
| Diam tumeur | np | np | np | np | np | np | s $p=0.002$ | np | np | np | np | - | np | np | np | np | np | np |
| Statut ganglion. | s $p=4.10^{-6}$ | np | np | np | np | np | np | np | np | np | np | np | np | np | np | np | np | np |
| Type histo | np | np | np | np | np | np | s $0.01$ | s $p=0.02$ | np | np | s $p=0.0006$ | np | np | - | np | np | np | np |
| Invasion myometre | np | - | np | np | s $p=0.059$ | s $p=0.086$ | s $p=0.04$ | np | s $p=0.029$ | s $p=0.01$ | np | np | np | - | np | np | s $p=0.02$ | np |
| Grade | np | np | np | - | np | - | np | - | np | np | np | np | np | - | np | np | np | - |
| Homo/hétér ologue | np | np | np | - | np | - | np | - | np | - | s $p=0.04$ | np | np | - | s $p=0.000$ | np | np | - |
| % sarcome | np | np | np | - | np | - | np | - | np | np | np | np | np | np | np | np | np | np |
| Nbre mit | np | np | np | - | np | - | np | - | np | np | np | np | np | np | np | np | np | np |
| Nécrose | np | np | np | - | np | np | np | np | np | np | np | np | np | np | np | np | np | np |
| Diff | np | np | np | - | np | - | np | np | np | np | np | np | np | np | np | np | np | np |
| Atypies | np | np | np | - | np | - | np | np | np | np | np | np | np | np | np | np | np | np |
| Cell | np | np | np | - | np | np | np | np | np | np | np | np | np | np | np | np | np | np |
| Grade | np | np | np | - | np | np | np | np | np | np | np | np | np | np | np | np | np | np |
| Ploidie | np | np | np | - | np | - | np | np | np | np | np | np | np | np | np | np | np | np |
| Invasion vaisseaux | s $p=0.035$ | np | np | np | np | np | np | np | np | np | s $p<0.05$ | np | np | np | np | np | np | np |
| TT adj | s $p=0.05$ | np | np | - | np | - | np | - | np | np | np | np | s $p<0.001$ | s $p<0.001$ | np | np |

[1]age < 60 ans versus âge > 60 ans ; [2]âge < 70 ans versus âge > 70 ans ; [3]âge < 65 ans versus âge > 65 ans ; [4]stades I et II versus stades II et IV ; [5]oui versus non ; [6]influence bénéfique de la parité ; [7]cytologie positive ; [8]≤ 5 versus 6-10 versus 11-15 versus ≥ 16 cm ; [9]invasion < 50 % versus invasion > 50 % ; [10]invasion < 2/3 versus invasion > 2/3 ; [11]composante sarcomateuse ; [12]< 70 % versus > 70 % ; [13]< 10 mitoses versus 10-20 mitoses versus > 20 mitoses ; [14]< 20 mitoses versus > 20 mitoses ; [15]système de grading de la FNCLCC ; [16]radiothérapie ; [17]séreux et cellules claires versus autres histos ; doul abdo : douleur abdominale ; statut menop : statut ménopause ; diam tumeur : diamètre de la tumeur ; cytologie perit : cytologie péritonéale ; type histo : type histologique de carcinome. TT adj : traitements adjuvants ; cell. : Cellularité ; Nbre mit : nombre de mitoses ; Diff. : Différenciation.

## 5.1.2.3. Leiomyosarcomes

### 5.1.2.3.1. Facteurs pronostiques pour la survie globale

Trois études ont recherché les facteurs pronostiques des léiomyosarcomes utérins pour la survie globale [PAUTIER2000] [BLOM1998] [NORDAL1995] (Tableau18).

Facteurs cliniques :

Le stade a été rapporté comme un facteur pronostique significatif dans les 3 études.

L'âge et du statut ménopausique Aucune valeur pronostique de ces facteurs n'a été observée.

La taille tumorale était un facteur pronostique indépendant dans l'étude de Nordal et al. [NORDAL1995].

La présence ou non d'une maladie résiduelle n'a pas été rapportée comme un facteur pronostique indépendant. [NORDAL1995].

Facteurs histologiques

Le nombre de mitoses par 10 champs et les atypies cellulaires ont été identifiés comme des facteurs pronostiques indépendants dans une étude sur trois.

La nécrose tumorale avait une valeur pronostique dans deux études

Le grade, la différenciation et la cellularité : Aucune valeur pronostique n'a été retrouvée pour ces trois facteurs.

La ploïdie a été étudiée par deux équipes [BLOM1998] [NORDAL1995].

L'étude de Blom et al. A démontré une influence du facteur ploïdie sur la survie ainsi qu'une influence du pourcentage de cellules en phase S [BLOM1998].

### 5.1.2.3.2. Facteurs pronostiques pour la survie sans progression

Trois équipes ont recherché des facteurs pronostiques influençant la survie sans récidive [PAUTIER2000].

[GADDUCCI1996] [MAJOR1993] (Tableau 19). Deux d'entre elles n'ont mis en évidence aucun facteur pronostique indépendant [PAUTIER2000] [MAJOR1993].

En revanche, dans l'étude de Gadducci et al. l'âge (inférieur ou supérieur à 50 ans), le stade et le nombre de mitoses pour 10 champs ont été rapporté comme des

facteurs pronostiques indépendants [GADDUCCI1996][216].

Tableau 18: léiomyosarcomes utérins facteurs pronostiques pour la survie globale

| Références / Facteurs | [PAUTIER2000] (n = 78) univ | multi | [BLOM1998] (n = 49) univ | multi | [NORDAL1995] (n = 70) univ | multi |
|---|---|---|---|---|---|---|
| Age | ns[1] | - | ns[1] | - | p = 0,017[2] | ns |
| Stade | p = 0,005 | p = 0,01 | s[3] (np) | p = 0,007 | p < 0,001 | p < 0,001 |
| Statut ménopause | np | np | ns | - | p = 0,028 | ns |
| Taille tumorale | np | np | np | np | p < 0,001[4] | p = 0,016[4] |
| Maladie résiduelle (+/-) | np | np | np | np | p < 0,001 | ns |
| Traitement adjuvant | ns | - | np | np | np | np |
| Index mitotique | p = 0,001[5] | p = 0,002[5] | p = 0,04 | ns | ns | - |
| Différenciation | ns | - | np | np | np | np |
| Nécrose | ns | - | ns | - | np | np |
| Atypies cellulaires | ns | - | p = 0,045 | ns | p = 0,056 | p = 0,007 |
| Grade | ns[6] | | p = 0,007[7] | ns | np | np |
| Cellularité | p = 0,0063 | ns | np | np | np | np |
| Invasion des vaisseaux | np | np | np | np | ns | |
| Ploïdie | np | np | p = 0,007[8] | p = 0,045[9] | p = 0,043 | ns |
| Phase S | np | np | p = 0,005[10] | p = 0,041 | np | - |
| P53 | np | np | ns[11] | - | np | np |
| Mdm-2 | np | np | ns[11] | - | np | np |

[1]âge < 60 ans *versus* âge > 60 ans ; [2]âge < 50 ans *versus* âge 50-70 ans *versus* âge > 70 ans ; [3]stades I et II *versus* stades III et IV ; [4]< 5 cm *versus* 6-10 cm *versus* 11-15 cm *versus* > 16 cm ; [5]< 10 % mitoses/champ *versus* 10-20 % mitoses/champ *versus* > 20 % mitoses /champ ; [6]système de *grading* de la FNCLCC ; [7]système de *grading* Bell ; [8]diploide *versus* aneuploïde *versus* multiploïde ; [9]diploïde *versus* tétraploïde *versus* aneuploïde *versus* multiploïde ; [10]< 10 % de cellules en phase S *versus* > 10 % de cellules en phase S ; [11]p53 positif *versus* p53 négatif ; univ : analyse univariée ; multi : analyse multivariée ; ns : non significatif ; np : non précisé ; s : significatif.

Tableau 19: leimyosarcomes utérins facteurs pronostiques pour la survie sans progression

| Références / Facteurs | [PAUTIER2000] (n = 78) univ | multi | [GADDUCCI1996] (n = 126) univ | multi | [MAJOR1993] (n = 59) univ | multi |
|---|---|---|---|---|---|---|
| Age | ns[1] | - | s[2] (np) | p = 0,0048 | ns[3] | - |
| Stade | ns | ns | s (np) | p = 0,0001 | np | np |
| Taille tumorale | np | np | np | np | ns | - |
| Traitement adjuvant | ns | - | ns | ns | np | np |
| Index mitotique | p = 0,013[4] | np | s[4] (np( | p = 0,0002 | p = 0,03[4] | ns |
| Différenciation | ns | - | np | np | np | np |
| Nécrose | ns | - | np | np | ns | - |
| Atypies cellulaires | ns | - | np | np | np | ns |
| Grade | ns[5] | - | np | np | np | np |
| Cellularité | ns | ns | np | np | np | np |
| Invasion des vaisseaux | np | np | np | np | ns | - |
| Cytologie péritonéale | np | np | np | np | ns | - |

[1]âge < 60 ans *versus* âge > 60 ans ; [2]âge < 50 ans *versus* âge > 50 ans ; [3]âge < 50 ans *versus* 50-59 ans *versus* 60-69 ans *versus* âge > 70 ans ; [4]< 10 % mitoses/champ *versus* 10-20 % mitoses/champ *versus* > 20 % mitoses /champ ; [5]système de *grading* de la FNCLCC ; ns : non significatif ; np : non précisé ; s : significatif ; univ : analyse univariée ; multi : analyse multivariée.

### 5.1.2.4. Sarcomes du stroma endométrial

Deux séries ont étudié les facteurs pronostiques des tumeurs du stroma endométrial pour la survie globale en analyse uni et multivariée [PAUTIER2000] [NORDAL1996] (Tableau 20).

Le grade histologique défini par Norris et Taylor (bas grade : < 10 mitoses pour 10 champs ; haut grade : > 10 mitoses pour 10 champs) [NORRIS1966] est le facteur pronostique réellement discriminant retrouvé dans les deux études.

L'âge n'a pas été retrouvé comme un facteur pronostique dans l'étude de Nordal et al. [NORDAL1996] mais l'a été dans l'étude de Pautier et al. [PAUTIER2000].

Le stade tumoral avait une influence pronostique significative dans l'étude de Pautier et al. mais pas dans celle de Nordal et al. [PAUTIER2000] [NORDAL1996].

Le statut ménopausique, la taille de la tumeur, les marges de résection envahies ou non, sont trois facteurs étudiés uniquement dans la série de Nordal et coll. et pour lesquels une valeur pronostique a été mise en évidence [NORDAL1996]. Dans une étude récente de Charles A et coll., un résidu tumoral de 02 cm a nettement influencé la survie pour les tumeurs de haut grade ou USS (02 mois comparé à 53 mois si la tumeur résiduelle est de moins de 02 cm ; p=0.007) [217]

L'index mitotique, l'invasion des vaisseaux, la ploïdie et les atypies cellulaires n'avaient aucune valeur pronostique pour l'équipe de Nordal [NORDAL1996].

Tableau 20: sarcomes du stroma endométrial facteurs pronostiques pour la survie globale :

| Références | [NORDAL1996] (n = 48) | | [PAUTIER2000] (n = 27) | |
|---|---|---|---|---|
| Facteurs | univ | multi | univ | multi |
| Âge | ns[1] | - | p = 0.046 | s (np) |
| Statut ménopause | p = 0,03 | p = 0,019 | np | np |
| Stade | p = 0,035 | ns | p = 0,0036 | s (np) |
| Taille tumorale | p = 0,001 | p = 0,019 | np | np |
| Marges de résection | p = 0,001 | p < 0,001 | np | np |
| Index mitotique | p = 0,002[2] | ns | np | np |
| Atypies cellulaires | p < 0,001 | ns | np | np |
| Grade[3] | p = 0,001 | p = 0,002 | p = 0,00018 | s (np) |
| Invasion des vaisseaux | ns | - | np | np |
| Ploïdie | ns | - | np | np |

[1]âge < 50 ans versus âge > 50 ans ; [2]< 10 % mitoses/champ versus 10-20 % mitoses/champ versus > 20 % mitoses /champ ; [3]système de grading de Norris&Taylor ; ns : non significatif ; np : non précisé ; s : significatif ; univ : analyse univariée ; mult : analyse multivariée.

### 5.1.2.5 Adénosarcome :

Peu d'études se sont intéressées à l'identification des facteurs pronostiques de ces tumeurs rares.

Les facteurs de mauvais pronostic sont l'extension extra-utérine, l'invasion myométriale dépassant la moitié du myomètre et le développement de la composante sarcomateuse. L'invasion vasculaire est généralement peu identifiée mais quand elle existe elle représente un faible facteur de risque de récidive. Il n'y aurait pas de relation entre le pronostic et le niveau d'activité mitotique. [4]

### 5.1.3. Facteurs biologiques

### 5.1.3.1. Expression de p53

Plusieurs équipes ont analysé la relation entre l'expression de p53 et le pronostic [LIU1994][218] [NORDAL1998] [BLOM1998] [IWASA1998] [ANDERSON2006][219]. Ces études ont porté sur des effectifs variant de 25 à patientes et ont concerné soit l'ensemble des sarcomes utérins [NORDAL1998]

[LIU1994], soit des sous-groupes histologiques (léiomyosarcomes pour Blom et al. et Anderson et coll. ;carcinosarcomes pour Iwasa et al.) [BLOM1998] [IWASA1998].

Les études ont porté sur la survie globale [NORDAL1998] [IWASA1998] [ANDERSON2006] ref ou sur la survie sans récidive [BLOM1998].

Liu et al. n'ont pas étudié la valeur pronostique de l'accumulation de p53 [LIU1994].

Dans l'étude de Nordal et al., l'accumulation de la protéine p53 a été mise en évidence dans 45 % des 158 cas étudiés et a été plus fréquemment retrouvée dans les carcinosarcomes (73 % des cas) que dans les léiomyosarcomes (38 %) ou les sarcomes du stroma endométrial (27 %). L'étude de Liu et al.a également mis en évidence une surexpression de p53 dans 59 % des 46 sarcomes étudiés ; cette surexpression a surtout été mise en évidence dans les carcinosarcomes (63 % et dans les léiomyosarcomes (25 %). L'étude de Blom et al. a porté sur 49 léiomyosarcomes utérins et a montré que l'accumulation de p53 était un facteur prédictif péjoratif indépendant pour une survie sans récidive (p = 0,01).De même que pour l'équipe d'anderson qui ont contaté une expression de P53 chez 43% LMS étudié avec une influence négative sur la survie (p=0.07).Aucune valeur pronostique sur la survie globale n'a cependant été mise en évidence dans les 3 études [BLOM1998]

[NORDAL1998] [IWASA1998].

### 5.1.3.2. Autres marqueurs biologiques

Iwasa et al. ont étudié la valeur pronostique de l'expression des protéines bcl- 2 et Ki-67 dans les carcinosarcomes sans retrouver de valeur pronostique [IWASA1998].

Aucune valeur pronostique de l'expression de la protéine mdm2 dans les léiomyosarcomes n'a été retrouvée dans l'étude de Blom et al. [BLOM1998].

### 5.1.3.3. Analyse de l'ADN : ploïdie et pourcentage de cellules en phase S

Deux études ont évalué l'impact pronostique de la ploïdie et du pourcentage de cellules en phase S dans les sarcomes utérins [MALMSTROM1992] [LENNART1994]. Aucune valeur pronostique de ces facteurs n'a été mise en évidence dans l'étude de Lennart et al. sur 37 tumeurs [LENNART1994]. En revanche, l'équipe de Malmström et al. a mis en évidence une valeur pronostique indépendante de la ploïdie (p = 0,046) [MALMSTROM1992].

Pour les carcinosarcomes et les sarcomes du stroma endométrial, aucune valeur pronostique de la ploïdie n'a été retrouvée [NOLA1996] [NORDAL1997A] [NORDAL1996].

### 5.1.4. Conclusion

Les sarcomes utérins sont des tumeurs de mauvais pronostic en dehors des sarcomes du stroma endométrial de bas grade. Les études publiées sont variables dans leur dimension, le nombre et le type de paramètres étudiés. Il n'y a pas de consensus sur les facteurs pronostiques des sarcomes utérins en dehors du grade défini par Norris et Taylor dans les sarcomes du stroma endométrial (niveau de preuve A). Le stade et l'âge sont des facteurs pronostiques indépendants pour la survie globale dans la plupart des études (niveau de preuve B) et pour l'ensemble des sarcomes. SOR 2006

### 5.2. Fertilité et sarcome utérin :

Fertilité : Il n'existe pas d'évidence concernant le pronostic obstétricale des patientes jeunes avec sarcomes utérins dans la littérature, puisqu'on opte rarement pour un traitement conservateur:[220]. Seules quelques expériences disparates avec un nombre limité de cas existent dans la littérature. Trois des six patientes chez qui Van Danh et Woodruf [221]ont réalisé un traitement conservateur pour un léiomyosarcome ont pu mené à terme une grossesse. De même Lisson et coll. [222]

ont noté trois grossesses chez les sept patientes ayant bénéficié d'un traitement conservateur. Mais vu la taille des séries, aucune conclusion définitive ne peut être établie.

VI. Surveillance post-thérapeutique :

Les standards options recommandations ont établit un schéma des patientes traitées pour sarcomes utérins qui est le suivant :

• Examen clinique

• Radiographie pulmonaire

• Echographie pelvienne et TDM abdominopelvienne

=>Tous les 3à 6mois pendant 3ans puis

Tous les 6 mois pendant 2 ans puis

Tous les ans

La conduite à tenir dépend des résultats de ces examens

• S'il n'existe pas d'anomalie à l'examen clinique et/ou à l'imagerie, le clinicien ne demandera pas d'examens complémentaires.

• Si l'examen clinique et/ou l'imagerie sont douteux ou pathologiques, le choix est laissé au clinicien puisqu'il n'existe pas d'attitude standard. Les SOR proposent en option de compléter l'examen selon la situation par une échographie, une TDM ou une IRM en fonction des localisations.

## Conclusion

Les sarcomes utérins sont des tumeurs malignes rares de mauvais pronostic.

L'apport de la clinique et de l'imagerie dans le diagnostic est faible.

Le diagnostic est le plus souvent posé à posteriori sur pièce chirurgicale.

L'anatomopathologiste peut être confronté à plusieurs difficultés concernant le diagnostic positif et différentiel, ce qui fait des avancées de l'immunohistochimie et de la cytogénétique un outil intéressant.

La prise en charge thérapeutique est mal codifiée. Cependant, la séquence chirurgie

– radiothérapie post-opératoire est le gold standard.

De nouvelles thérapeutiques sont en cours d'évaluation dans l'espoir d'améliorer le pronostic des patientes.

# *Résumé*

Objectif : L'objectif de ce travail est de préciser les caractéristiques épidémiologiques des sarcomes utérins, les difficultés diagnostiques auxquelles sont confrontés les praticiens à l'étape clinique, radiologique et anatomopathologique, les modalités de la prise en charge ainsi que les différents déterminants du pronostic de ces tumeurs rares.

Patientes et méthodes : Huit cas de sarcomes utérins pris en charge au sein du service de gynécologie CHU Hassan II entre 2001 et 2006 ont été analysés rétrospectivement.

Résultats : L'âge moyen de nos patientes varie entre 21 et 65 ans avec une moyenne de 47.7 ans. Des huit patientes, 75% sont multipares, 50% ménopausées et 02 patientes ont un antécédent de fibrome utérin. Toutes nos patientes ont consultés à l'occasion de la triade clinique ménométrorragies, douleur et masse pelvienne. Sur le plan para-clinique, nous avons réalisé une échographie chez toutes les patientes dont les résultats étaient en faveur d'un sarcome utérin dans un seul cas vu le contexte clinique, l'hystéroscopie avec biopsie chez une seule patiente pour exploration de métrorragies post-ménopausiques, le scanner chez 02 patientes et l'imagerie par résonance magnétique chez une seule patiente. Le diagnostic a été posé à l'étape préopératoire une seule fois chez la patiente ayant bénéficié de l'hystéro scopie. Toutes nos patientes, sauf une déjà hystérectomisée pour utérus polymyomateux, ont bénéficié d'une hystérectomie. Une seule patiente a bénéficié d'une conservation ovarienne étant donné son jeune âge. L'analyse anatomopathologique des pièces opératoires a objectivé 05 léiomyosarcomes, un léiomyome atypique, un carcinasarcome et un sarcome endométrial de bas grade. L'évolution a été marquée par la récidive dans 02 cas ; la première patiente est celle chez qui le diagnostic de Léiomyome atypique a été posé et

---

l'examen anatomopathologique lors de la réduction tumorale est revenu en faveur d'un

Leiomyosarcome ; la deuxième patiente est celle qui a bénéficié d'une conservation ovarienne.

Discussion :

Les sarcomes utérins sont des tumeurs malignes rares, qui représentent un groupe hétérogène formé par plusieurs types histologiques.

Dans notre service nous pris en charge 08 cas de sarcomes utérins sur 225 tumeurs utérines primitives malignes opérées durant la période d'étude. En concordance avec la littérature, les léiomysarcomes sont le type histologique le plus fréquent (75%) contrairement au sarcome du stroma endométrial et les tumeurs mulleriennes mixtes qui ont la même fréquence (12.5%).

L'âge moyen de nos patientes (47.7 ans) correspond aux données de la littérature, à l'opposé de la fréquence des patientes multipares et ménopausées. Dans notre série deux patientes ont présenté un léiomyosarcome utérin après un antécédent de fibrome ; mais la transformation maligne des myomes fait encore l'objet de nombreuses controverses. La triade clinique classique retrouvée chez toutes nos patientes est celle rapportée par la majorité des auteurs. L'apport de la radiologie est pauvre. L'Imagerie par résonance magnétique et tomographie par émission de positon sont les examens les plus performants. Le diagnostic de certitude est posé après analyse anatomopathologique des pièces opératoires. En ce qui concerne la prise en charge thérapeutique, la séquence chirurgie consistant en une hystérectomie avec annexectomie bilatérale suivie d'une radiothérapie postopératoire est le gold standard. La place de la chimiothérapie est encore discutée. Le développement de nouvelles thérapeutiques hormonales et géniques pourrait améliorer le pronostic sombre de ces tumeurs.

Conclusion : Les sarcomes utérins sont des tumeurs malignes de mauvais pronostic dont le diagnostic est posé essentiellement à posteriori sur la pièce opératoire.

L'anatomopathologiste est souvent confronté à plusieurs difficultés diagnostiques d'où tout l'intérêt des avancées de l'immunohistochimie et de la cytogénétique. La chirurgie associée à la radiothérapie est le gold standard actuellement. L'espoir des praticiens et des malades repose sur le développement des nouvelles molécules qui sont toujours en cours d'essai.

# *Abstract*

Objective: Our study's aim was to evaluate the epidemiology, clinicopathological features, diagnosis difficulties, treatment and prognosis of uterine sarcomas.

Materials and methods: The retrospective study of eight cases of uterine sarcoma was conducted in the department of gynecology, university hospital Hassan II, Fès.

Results: The age range of presentation was from 21 to 65 years with mean of 47.7 years. From eight patients, 75% was multiparous , 50% menopausal. Two patients was operated for uterine leiomyoma. The main presenting symptoms and clinical signs present at diagnosis are vaginal bleeding, pelvic pain and pelvic mass. Imaging procedure consisted on ultrasonography in the eight cases, hysteroscopy with biopsy in one case, tomography in two cases and magnetic resonance imaging in one case. The diagnosis of leimyosarcoma was established preoperatively in one case through biopsy. All our patients but one, who had hysterectomy two years before for leiomyoma, underwent total hysterectomy with salpingoovariectomy. Ovarian conservation was advocated only in the case of a young patient. Postoperative pathohistologic analysis showed that leiomyosarcoma was present in 05 cases, atypical leiomyoma in one case, low grade endometrial sarcoma in one case and carcinosarcoma in one case. The evolution after two years was marked by recurrence in two cases. The first concern the patient who had atypical leiomyoma and the second patient was the one who had the ovarian conservation.

Discussion: Uterine sarcomas are a heterogeneous group of rare gynecological malignant neoplasms . Our finding about frequency of leiomyosarcoma (75%) correlate with curent data at the difference of endometrial stromal sarcoma(12.5%) and carcinosarcoma (12.5%).

The mean age of our patients (47.7%) was compatible with the one of other reported series contrary to the frequency of multiparous and menopausal patients. Two patients with leiomyosarcomas wers treated for leiomyoma. The malignant transformation of myomas has not been proved. As other data, preoperative diagnosis is rare. Generally diagnosis is established after surgery. Actually, the gold standard is hysterosalpingoovariectomy associated with postoperative radiotherapy. Place of chemotherapy is still discussed.

Conclusion: Uterine sarcomas are rare tumors with poor prognosis. There diagnosis is almost established postoperatively. The histopathologic analysis is the main important pattern to diagnostic these tumors. Treatment is based actually on surgery followed by radiotherapy.

# BIBLIOGRAPHIE

1. Salazar OM, Dunne ME. The role of radiation therapy in the management of uterine sarcomas. Int Radiat Oncol Biol Phys 1980, 6, 899-902.

2. Sengupta BS, Sparke B. uterine sarcoma in jamaican women. R Coll Surg 1981,26,94-98.

3. Cavanagh D, Praphat H, Ruffolo EH. Sarcomas of the uterus. Obstet Gynaecol Annu 1979,8,413-437.

4. world health organization classification of tumors , Pathology and génitics Tumors of the breast and genital female organs, Edited by Fatteneh, A Travassoli and D peter, IARC 2003

5. Standards Options et Recommandations 2006 pour la prise en charge des patients atteints de sarcomes des tissus mous, FNLCC

6. Coindre JM, Trojani M, Contesso G, David M, Rouesse J, Bui NB et al. Reproducibility of a histopathologic gradingsystem for adult soft tissue sarcoma. Cancer 1986;58(2):306-9.

7. Réseau onco-normand 2003.

8. Atkins K, Bell S, Kempson R, Hendrickson M (2001). Epithelioid smooth muscle tumors of the uterus. Moodern Pathol 14:132A.

9. Kurman RJ. Nrris HJ (1976). M esenchymal tumors of the uterus VI. Epitheliod smooth muscle tumors including leiomyoblastoma and clear-cell leiomy-oma; a clinical and pathologic analysis of 26 cases.Cancer 37: 1853-1865.

10. Parayson RA, Goldblum JR, Hart WR (1997). Epithelioid smooth-muscle tumors of the uterus: a clinicopathologic study of 18 patients. Am J Surg Pathol 21: 383-391

11.Atkins K, Bell S, KempsonR, Hendrickon M (2001). Myxoid smooth muscle tumors of the uterus. Modern Pathol 14:132A.

12.Kung ME, Dickersin Gr, Scully RE (1982). Myxoid leiomyosarcoma of the uterus. A report of six cases. Am J Surg Pathol 6:589-598.

13.Bell SW, Kempson RL, Hendrickson MR (1994) Problematic uterine smooth muscle neoplasms: a clinicopathologic study of 213 cases. Am J Surg Pathol 18:535-558.

14.Blaustein's pathology of the female genital tract,R.J , Kurman, M D, 5eme édition, 2002

15. Chu PG, Arber DA, Weiss LM, Chang KL. Utility of CD10 in distinguishing between endometrial stromal sarcoma and uterine smooth muscle tumors: an immunohistochemical comparison of 34 cases. Mod Pathol 2001;14: 465–71.

16.McCluggage WG. Value of inhibin staining in gynecological pathology. Int J Gynecol Pathol 2001;20:79–85.

17. Toki T, Shimizu M, Takagi Y, Ashida T, Konishi I. CD10 is a marker for normal and neoplastic endometrial stromal cells. Int J Gynecol Pathol 2002;21:41–7.

18. Wade K, Hammond I, Williams K, Cauchi M. Uterine sarcoma: steroid receptors and response to hormonal therapy. Gynecol Oncol 1990;39: 364–7

19. Sutton GP, Stehman FB, Michael H, Young PC, Ehrlich CE. Estrogen and progesterone receptors in uterine sarcomas. Obstet Gynecol 1986; 68:709–15.

20. Soper JT, McCarthy KS, Hinshaw W, Creasman WT, Clar-Pearson DL.Cytoplasmic estrogen and progesterone receptor content of uterine sarcomas. Am J Obstet Gynecol 1984;150:342–8.

21. ART 34 : Klaus Bodner, M.D., Barbara Bodner-Adler, M.D., Oliver Kimberger, M.D.,Klaus Czerwenka, M.D, and Klaus Mayerhofer, M.D.University of Vienna Medical School,Vienna,

Austria Estrogen and progesterone receptor expression in patients with uterine smooth muscle tumors, FERTILITY AND STERILITY_VOL. 81, NO. 4, APRIL 2004

22. C. Loddenkemper_, H.-D. Foss, F.E. Dallenbach, H. Stein Institute, Recent advances in the histopathology of stromaltumours of the endometrium Current Diagnostic Pathology (2005) 11, 125–132

23. Gibas Z, Griffin CA (1988) : Clonal chromosome rearrangements in a uterine myoma. Cancer Genet Cytogenet 32 : 19-24.

24. Dal Cin P, Boghosian L (1988) : t(10 ; 17) as the sole chromosome change in a uterine leiomyosarcoma. Cancer Genet Cytogenet 32 :263-266.

25. Sait SN, Dal Cin P (1988) : Consistent chromosome changes in leiomyosarcoma. Cancer Genet Cytogenet 35 : 47-50.

26. Sreekantaiah C, Davis JR (1993) : Chromosomal abnormalities in leiomyosarcoma. Am J Pathol 142 :293-305.

27. Iliszko M, Mandahl M (1998) : Cytogenettics of uterine sarcomas : presentation of eight new cases and review of the literature. Gynecol Oncol 7: 172-176.

28. réf 27

29. Han K, Lee w (1994) : Comparison of chromosome aberrations in leiomyoma and leiomyosarcoma using FISH on archival tissues. Cancer Genet Cytogenet 74 : 19-24.

30. Brynn levy, Tanmoy Mukherjee : Molecular Cytogenetic Analysis of Uterine Leiomyoma and leiomyosarcoma by Comparative Genomic Hybridization :Cancer Genet Cytogenet 121 : 1-8 (2000).

31. lessick M, Israel (1990) : Leiomyosarcoma in a patient with trisomy 8 mosaicism. J Med Genet 27 : 643-644.

32. Forus A, Weghuis DO (1995) : Comparative genomic hybridization analysis of human sarcomas

I : occurrence of genomic imbalances and identification of a novel major amplicon at 1q 21- q22 in soft tissue sarcomas. Genes Chromosom Cancer 14 : 8-14.

33. Forus A, Berner JM (1998) : Molecular characterization of a novel amplicon at 1q21-22 frequently observed in human sarcomas. Br J Cancer 78 : 495-503.

34. Lina Wang,M.D,Juan C.Felix, USA, The Proto-oncogene C-Kit is expressed in leiomyosarcoma of the uterus, Gynecologic Oncology,90,402-406 , 2003

35. Coosemans A., Amini Nik S. : Upregulation of Wilm's tumor gene 1 (WT1) in uterine sarcomas. European Journal of Cancer 43 (2007) I630-I637.

36. Sotobori T, Ueda T ; Prognostic significance of Wilms tumor gene (WT1) m RNA expression in soft tissue sarcoma. Cancer 2006 : 106 :2233-40.

37. Burns B, Curry RH, Bell MEA (1979) Morphologic features of prognostic significance in uterine smooth muscle tumors: a review og 84 cases. Am J Obstet Gynecol 135:109-114.

38. Christopherson WM, Williamson EO, Gray LA (1972) Leiomyosacroma of the uterus. Cancer (Phila) 29:1512-1517.

39. Pharoah PD, Easton DF, Stockton DL, Gayther S, Ponder BA (1999). Survival in familial, BRCA1-associated, and BRCA2-assiciated apithelia ovarian cancer. United Kingdom

Coordinating Committee for Cancer R research (UKCCCR) Familial Ovarian Cancer Study Group. Cancer Res 59:868-871

40. Bell SW. Kempson RL, Hendrickson MR (1994). Problematic uterine smooth muscle neoplasms. A clinicopatholigic study of 213 cases. Am J Surg Pathol 18: 353-558.

41. Downes KA. Hart WR (1997) Bizarre leiomyomas of the uterus: a comprehensive pathologic study of 24 cases with long-term follow-up. Am J Surg Pathol 21(11):1261-1270.

42. Downes KA, Hart WR (1999) Bizarre uterine leiomyomas: Ki-67 activity and DNA ploidy. Mod

Pathol 12:116A.

43. Kurman Rj Norris Hj (1976) Mesenchymal tumors of the uterus. VI.Epithelioid smooth muscle tumors including leiomyoblastoma and clear cell leiomyoma: a clinical and pathologicak analysis of 26 cases. Cacer (Phila) 37:1853-1865.

44. Cohen D, Mazur MT, Jozefczyk MA, Badawy SZA (1994) Hyalinization and cellular changes in uterine leiomyomata after gonadotropin releasing hormone agonist therapy. J Reprod Med 39:377-

45. Evans HL (1982). Endometrial stromal sarcoma and poorly differentiated endometrial sarcoma Cancer 50 2170-2182.

46. Oliva E, Young RH, Amin MB, Clement PB. An immunohistochemical analysis of endometrial stromal and smooth muscle tumors of the uterus: a study of 54 cases emphasizing the importance of using a panel because of overlap in immunoreactivity for individual antibodies. Am J Surg Pathol 2002;26:403–12.

47. Watanabe K, Kusakabe T, Hoshi N, Saito A, Suzuki T. h-Caldesmon in leiomyosarcoma and tumors with smooth muscle cell-like differentiation: its specific expression in the smooth muscle cell tumor. Hum Pathol 1999;30:392–6

48. Rush DS, Tan J, Baergen RN, Soslow RA. h-Caldesmon, a novel smooth muscle-specific antibody, distinguishes between cellular leiomyoma and endometrial stromal sarcoma. Am J Surg Pathol 2001;25:253–8.

49. Oliva E, Young RH, Clement PB, Bhan AK, Scully RE. Cellular benign mesenchymal tumors of the uterus. A comparative morphologic and immunohistochemical analysis of 33 highly cellular

leiomyomas and six endometrial stromal nodules, two frequently confused tumors. Am J Surg Pathol 1995;19:757–68.

50. Loddenkemper C, Mechsner S, Foss HD, et al. Use of oxytocin receptor expression in distinguishing between uterine smooth muscle tumors and endometrial stromal sarcoma. Am J Surg Pathol 2003;27:1458–62.

51. Kommoss F, Oliva E, Bhan AK, Young RH, Scully RE. Inhibin expression in ovarian tumors and tumor-like lesions: an immunohistochemical study. Mod Pathol 1998;11: 656–64.

52. Baker RJ, Hildebrandt RH, Rouse RV, Hendrickson MR, Longacre TA. Inhibin and CD99 (MIC2) expression in uterine stromal neoplasms with sex-cord-like elements. Hum Pathol 1999;30:671–9.

53. Chang KL, Crabtree GS, Lim-Tan SK, Kempson RL, Hendrickson MR. Primary extrauterine endometrial stromal neoplasms: a clinicopathologic study of 20 cases and a review of the literature. Int J Gynecol Pathol 1993;12: 282–96.

54. Micheline C, Chu M.D : Low- grade endometrial stromal sarcoma : hormola aspects . Gynecologic Oncology Volume 90, Issue 1. july 2003, Pages 170-176.

55. Fuchs AR, Fuchs F, Soloff MS. Oxytocin receptors in nonpregnant human uterus. J Clin Endocrinol Metab 1985;60:37–41.

56. Takemura M, Nomura S, Kimura T, et al. Expression and localization of oxytocin receptor gene in human uterine endometrium in relation to the menstrual cycle. Endocrinology 1993;132:1830–5.

57. Cassoni P, Fulcheri E, Carcangiu ML, Stella A, Deaglio S, Bussolati G. Oxytocin receptors in human adenocarcinomas of the endometrium: presence and biological significance.J Pathol 2000;190:470–7.

58. Lee KH, Khan-Dawood FS, Dawood MY. Oxytocin receptor and its messenger ribonucleic acid in human leiomyoma and myometrium. Am J Obstet Gynecol 1998;179:620–7.

59. Chu PG, Arber DA, Weiss LM, Chang KL. Utility of CD10 in distinguishing between endometrial stromal sarcoma and uterine smooth muscle tumors: an immunohistochemical comparison of 34 cases. Mod Pathol 2001;14: 465–71

60. McCluggage WG, Sumathi VP, Maxwell P. CD10 is a sensitive and diagnostically useful immunohistochemical marker of normal endometrial stroma and of endometrial stromal neoplasms. Histopathology 2001;39:273–8.

61. Nucci et al. Nucci MR, O'Connell JT, Huettner PC, Cviko A, Sun D, QuadeBJ. h-Caldesmon expression effectively distinguishes endometrial stromal tumors from uterine smooth muscle tumors.Am J Surg Pathol 2001;25:455–63.

62. Iris Halbwedl, Reinhard Ullmann ;Chromosomal alteration in low-grade endometrial stromal sarcoma and undifferentiated endometrial sarcoma as detected by comparative genomic hybridizationGynecologic Oncology Volume 97, Issue 2, May 2005, Pages 582-587

63. Henning Y, Caselitz J. A third case of low-grade endometrial stromal sarcoma with a t(7 ;17)(p14 approx imately 21 ; q11.2 approximately 21°. Cancer Genet Cytogene 1997 ; 98(1) : 84-6.

64. Clement PB, Scully RE (1990) Mùllerian adenosarcoma of the uterus: a clinicopathologic analysis of 100 cases with a review of the literature. Hum Pathol 21:363-381.

65. Oda Y, Nakanishi I, Tateiwa T (1984) Intramural mùllerian adenosacroma of the uterus with adenomyosis. Arch Pathol Lab Med 108(10):798-801.

66. Kaku T, Silverberg SG, Major FJ, Mille A, Fetter B, Brady MF (1992) Adenosacroma of the uterus: A Gynecologic Oncology Group clinicopathologic study og 31 cases. In J Gynecol Pathol 11:75-88.

67. Kerner H, Lichtig C (1993) Mùllerian adenosarcoma presenting as cervical polyps; a report of

seven casesb and review of the literature. Obstet Gynecol 81:655-659.

68. art1 Retrospective Analysis of 318 Cases of Uterine sarcoma, K.S. Olah, H.Gee, S.Blunt, J.A.

Dunn, K. Kelly and K.K. Chan ; Eur Cancer, Vol.27, No.9,pp, 1095-1099, 1991.

69. SenguptacBS, Sparke B : Uterine sarcoma in Jamaican women : A 15-year clinicopathologic

study ; JR Coll Surg Edinb 26 : 94-98,1981.

70. Sandra E.Brooks, Min Zhan,Timothy Cote,Claudia R.Baquet. Surveillance, Epidemiology and

Results analysis of 2677 cases of uterine sarcoma 1989-1999, Gynecologic Oncology 93 (2004)

204-208

71. Arrasta,M.D.,R G. Rachel G . FRuchter, M. clark,B.A, M .maiman. Uterine Carcinosarcomas

Incidence and Trends in Management and Survival Gynecologic Oncology 65,158-163 (1997)

72. L.Carvalho, O.Sousa,N.Stas,M.J. Bento, E.Vieira : Uterine Sarcomas confined to the corpus : A

twenty year experience at instituto portugués de oncologia-Centro Do Porto

73. L.livi,F.paiar, N.Shah, P.Blake, A.Villanucci : uterine Sarcoma : twenty-seven years of

experience, int J.Radiation Oncology Biol. Phys., vol.57, no.5,pp.1366-1373,2003

74. Kjellberg Lennart, Boquist lennart, stendhal ulf and Tribukait Bernard : Flow cytometric analysis

of uterine sarcomas. Sweden Gynecologic Oncology 55, 339-342 (1994)

75. R.R Nordal and S.O. Thoresen, Uterine Sarcomas in Norway 1956-1992 : Incidence, Survival and

mortality, norway, European Journal of cancer vol. 33, No. 6, pp. 907-911,1997.

76. Oliva E, Young RH, Clement PB, Scully RE. Myxoid and fibrous endometrial stromal tumors of

the uterus: a report of 10 cases. Int J Gynecol Pathol 1999;18(4):310– 9.

77. Michalas S, Creatsas G, Deligeoroglou E, Markaki S. High-grade endometrial stromal sarcoma in

a 16-year-old girl. Gynecol Oncol 1994;54(1):95– 8.

78. Wang KC, Liang DC, Su TH, Hung FY, Yang YC. High-grade endometrial stromal sarcoma in a

10-year-old girl: case report.

79. Ali haberal, Fluya Kayikçioglu,Nurettin Boran, Eray Caliskan, Nejat Özgül and M. Faruk Köse :

Endometrial stromal sarcoma of the uterus : analysis of 25 patients.Turkey European Journal of

obstetrics and Gynecology and Reproductive biology, Volume 109, Issue 2 pages 209-213, 15

August 2003.

80. New York State cancer registry: Time Trends in Cancer Incidence in New York State, 1977-85

Albany, NY, New York State department of Health,1990.

81. Polednak AP: Incidence of soft-tissue cancers in blacks and whites in new York

State. Int. J cancer 38: 21-26, 1986.

82. Taylor C.Müllerian mixed tumour. Acta Pathol Microbiol Scand 1972, 80 (Suppl.233), 48-55.

83. Sandra E. Brooks: surveillance, epemiology and End Results analysis of 2677 cases of uterine sarcoma 1989-1999. Gynecologic oncology 93, 204-208, 2004

84. Clement PB, Scully RE. Pathology of uterine sarcomas. In: Coppleson M, ed; Gynecologic Oncology, Vol. II Edinburgh, Churchill Livingstone, 1981, 591-607.

85. Schwartz Z,Dgani R, Lancet M, Kessler I., uterine sarcoma in Israel : a study of 104 cases. Gynecol Oncol 1985, 20,354-363.

86. Klaus mayerhofer, Andreas Obermair, Gudrun Windbichler, edgar petru: leiomyosarcoma of the uterus: A Clinicopathologic multicenter study of 71 cases,. Gynecologic oncology 74, 196- 201,1999

87. WISOWSKI DK. & al. Uterine sarcoma associated withtamoxifen use. NEJM 2002, 346 : 1832-3.

88. Altaras MM et al. Role of prolonged stimulation of tamoxifen therapy in the etiology of endometrial sarcomas. Gynecol Oncol1993 ; 49 : 255-8.

89. Fisher B, Costantino JP, Redmond CK, Fisher ER, Wickerham DL, Cronin WM, et al. Endometrial cancer in tamoxifentreated breast cancer patients: findings from the national surgical adjuvant breast and bowel projet (NSAPB) B-14. J Natl Cancer Inst 1994 ; 86 : 527-37.

90. Silva EG, Tornos CS, Follen-Mitchel M. Malignant neoplasms of the uterine corpus in patients treated for breast carcinoma : the effects of tamoxifen. Int J Gynecol Pathol 1994; 13 : 248-58.

91. McCluggage WG, Varma M, Weir P, Bharucha H. Uterine leiomyosarcoma in patient receiving tamoxifen therapy. Acta Obstet Gynecol Scand 1996 ; 75 : 593-5.

92. Chew SB, Carmald H, Gillett D. Leiomyosarcoma of the uterus in a woman on adjuvant tamoxifen therapy. The Breast 1996 ; 5 : 429-31.

93. Beer TW, Buchanan R, Buckley CH. Uterine stromal sarcoma following tamoxifen treatment. J Clin Pathol 1995 ; 18 : 596

94. Sasco AJ, Ah-Song R, Gendre I, Zlatoff P, Bobin JY, Hallonet P, et al. Cancer de l'endomètre et tamoxifène. Discussion à partir d'une série de cas. Bull Cancer 1997; 84 : 51-60

95. Pang LC. Endometrial stromal sarcoma with sex cord-like differentiation associated with tamoxifen therapy. Southern Med J 1998 ; 91 : 592-4.

96. Sabatini R, Difazio F, Loizzi P. Uterine leiomyosarcoma in a postmenopausal woman treated with tamoxifen : case report. Eur J Gynaecol Oncol 1999 ; 20 : 327-9.

97. G. Le Bouëdeci et al Sarcome utérin survenant au cours d'une hormonothérapie par tamoxifène. 4Rev Méd Interne 2001 ; 22 : 881-5

98. yeldin

99. lansac J, Dsouf A.Comment surveiller une femme sous tamoxifène, J.Gynécol Obstet Biol Reprod 1998 ; 27 : 285-9.

100. Asber SM, Imaoka I, Lage JM. Tamoxifen-inducted uterine abnormalities : the role of imaging. Radiology 214 : 29-38, 2000.

101. Potier A, Opinel M :(1994) Ecographie en gynécologie

Editions Techniques- Encycl Med Chir (Paris-France), gynécologie 69-A 10, 23 p.

102. Parker WH, Fu YS, Berek JS. Uterine sarcoma in patients operated on for presumed leiomyoma and rapidly growing leiomyoma. Obstet Gynecol 1994;82: 414–8.

103. Peter E. Schwartz, MDT, Michael G. Kelly :Malignant Transformation of Myomas: Myth or Reality? , Obstet Gynecol Clin N Am 33 (2006) 183– 198

104. Aaron Lupovitcha,T, Edwin R. Englandb, Ruey Chen Non-puerperal uterine inversion in association with uterine sarcoma Case report in a 26-year-old and review of the literature .Gynecologic Oncology 97 (2005) 938–941

105. Ashley S. Casea, Tyler O. Kirbya A case report of rhabdomyosarcoma of the uterus associated with uterine inversion,Gynecologic Oncology 96 (2005) 850–853

106. Lina Wang, Juan c. Felix, Joyce L.Lee : The proto-oncogene c-kit is expressed in leiomyosarcomas of the uterus ; Gynecologic Oncology 90, 402-406 ; 2003

107. Naohiko Umesaki M.D. et al. : positron Emission Tomography with F-Fluorodeoxyglicose of Uterine sarcoma : a comparison with magnetic resonance imaging and power Doppler imaging. Gynecologic Oncology 80,372-377 (2001).

108. Peters WA III, Bagley CM, Smith R. CA-125. use as tumor marker with mixed medodermal

tumors of the female genital tract, Cancer 58; 2625-7; 1986.

109. Goto A, Takeuchi S, Sugimura K, et al. Usefulness of Gd-DTPA contrast-enhanced dynamic MRI and serum diagnosis of leiomyosarcoma from degenerated leiomyoma of the uterus..Int J Gynecol Cancer 2002;12:47– 52.

110. Phillipe E, Charpin C (1992) Utérus, tumeurs malignes.In : pathologie gynécologique et obstétricale. Paris, Masson : 141-3.

111. Sinevro K., Martyn P. : endometrial stromal sarcoma diagnosed after hysteroscopic endometrial resection. J AM Assoc Gynecol Laprosc May, 7(2) 257-9 ; 2006.

112. Vilos GA, Vilos EC : Experience with 800 hysteroscopic endometrial ablations. J Am Assoc Gynecol Laparosc Nov, 4'1) : 33-8 ; 1996.

113. Flam F, Radestad A., Endometriel stromal sarcoma diagnosed by opertive hysteroscopy. Hum Reprod Dec, 11(12) : 2797-8 ; 1996.

114. Takashima E.[ Diagnostic endoscopy for malignant uterine tumors]. Gan No Rinsho, Aug, 36'10) : 1107-16. 1990

115. Schwertz IB, Diemond MP(1993) Léiomyosarcomas : clinical presentation ; Am J Obstet Gynecol 168 :180-3

116. Mayerhofer K, Obermair A, Windbichler G, et al. Leiomyosarcoma of the uterus: a clinicopathologic multicenter study of 71 cases. Gynecol Oncol 1999;74:196–201.

117. Clement PB. Pure mesenchyme tumors. In: Clement PB, Young RH, editors. Tumors and tumorlike lesions of the uterine corpus and cervix. New York7 Churchill Livingstone; 1993. p. 265– 328.

118. Rotmensch J, Boenyak S, Montag A. Malignant transition of uterine leiomyomata. Int J Gynecol Obstet 1993;42:47 – 9.

119. Taylor HB, Norris HJ. Mesenchyme tumors of the uterus. IV. Diagnosis and prognosis of leiomyosarcoma. Arch Pathol Lab Med 1966; 82: 40-4.

120. Hart WR, Billman JK. A reassessment of uterine neoplasms originally diagnosed as leiomyosarcomas. Cancer 1978;41:1902– 10.

121. Evans HC. Smooth muscle neoplasms of the uterus other than ordinary leiomyoma: a study of 46 cases, with emphasis on diagnostic criteria and prognostic factors. Cancer 1988;62:2239– 47.

122. Scurry J, Hack M. Leiomyosarcoma arising in a lipoleiomyoma. Gynecol Oncol 1990;39: 381–3.

123. Zhai YL, Nikaido T, Orii A, et al. Frequent occurrence of loss of heterozygosity among tumor suppressor genes in uterine leiomyosarcoma. Gynecol Oncol 1999;75:453– 549.

124. M.Ueda ; M. Otsuka ; M.Hatakenaka;S.sakai : MR imaging findings of uterine endometrial stromal sarcoma : differentiation from endometrial carcinoma. Eur Radiol 28-33 ; 11 ; 2001.

125. Ghokhan Pekindil, Ozum Tuncyurek, sebnem orgue: A case of endometrial stromal sarcoma with curvilinear calcification. Gynaecologic oncology; volume 98, Issue 2, pages 318-321, august 2005.

126. Cacciatore B, Lehtovirta P, Wahlstrom T: ultrasound findings on uterine mixed mullerian sarcomas and endometrial stromal sarcomas ; Gynecol Oncol.35 ; 1989 ; 290-293.

127. Kurjak A., kupesic S., Shalan H.: Uterine sarcoma: a report of 10 cases studied by transvaginal color and pulsed Doppler sonography. Gynecol Oncol;1995; 59; 342 6.

128. Hata K.,Uterine sarcoma: can it be differentiated from uterine leiomyoma with Doppler ultrassonography? A prelimary report; Ultrasound obstet gynecol 1997; 9; 101.

129. Sase M, Ogata T, Numa F: Findings of uterine sarcoma and uterine myoma by color and power
Doppler. Acta Obst Gynaecol jpn 1996, 48, 1159-60.130.

131. Papiernik E, Rozenbaum, Belaisch- Allart JC (1990) Hysterosalpingographie. In.: Gynécologie, Flammation Médecine sciences.

132. Sung Eun Rha, Jae Young Byun, Seung Eun Jung: CT and MRI of Uterine Sarcomas and Their Mimickers.

133. Scott O., Trerotola: Computed tomography of uterine sarcomas, Clinical imaging 1989; 13;208-211.

134. Fuji S.In : Fujii S, editor. An Atlas of MRI with histopathology on smooth muscle tumors of the uterus. Tokyo : Medical View, 1999.

135. Pattani SJ, Kier R, Deal R, Luchansky E. MRI of uterine leiomyosarcoma. Magn Reson Imaging 1995, 13, 331-333

136. S.Sironi, G. Taccagni, Garancini : Myometrial invasion by endometrial carcinoma. Am.J.Roentgenol. 158, 556-569, 1992.

137. K.Togashi , H.Ozasa, I.Koshini, et al. Enlarged uterus : differentiation between adenomyosis and leiomyoma with MR imaging. Radiology 171, 531-534 ; 1989

138. H.Hricak, D.Tscholaakoff, L.Heinrichs, et al. Uterine leiomyomas : Correlation of MR, histopathologic findings, and symptoms. Radiology 158 : 385-391 ; 1989

139. Y.Yamashita, M.Torashima, M.Takahashi,at al.Hyperintense uterine leiomyoma at T2- weighted MR imaging : Differentiation and Dynamic enchanced MR imaging and clinical implications. Radiology 189 : 721-725 ; 1993

140. Murakami M, Tsukada H. Whole body positron emission tomography with F-18 fluorodeoxyglucose for the detection of recurrence in uterine sarcomas. Gynaecol Cancer. 2006 mar-Apr, (16) 854-60

141. Morice P, Rodriguez A, Rey A, Pautier P, Atallah D, Genestie C et al. Prognostic value of initial surgical procedure foratients with uterine sarcoma: analysis of 123 patients. Eur J Gynaecol Oncol 2003;24(3-4):237-40.

142. Piver M, Lurain J. Uterine sarcomas: clinical features and management. In : Coppleson M, Churchill Livingstone, eds.Gynecologic Oncology. London: 1981, vol 2.

143. Geszler G, Szpak CA, Harris RE, Creasman WT, Barter JF, Johnston WW. Prognostic value of peritoneal washings in patients with malignant mixed mullerian tumors of the uterus. Am J Obstet Gynecol 1986;155(1):83-9.

144. Michel G, Pfeiffer F, Duvillard P, Prade M, Castaigne D, Zarca D et al. Sarcomes utérins. Etude clinique à propos de 50 cas opérés a l'Institut Gustave Roussy. Revue de la littérature. J Gynecol Obstet Biol Reprod (Paris) 1989;18(8):1024-30

145. Morice P, Rodrigues A, Pautier P, Rey A, Camatte S, Atallah D et al. Chirurgie des sarcomes utérins: revue de la littérature et recommandations sur la prise en charge chirurgicale. Gynecol Obstet Fertil 2003;31(2):147-50.

146. Wain G, Hacker N. Clinical features and treatment of genital sarcomas. In : Burghardt E, Webb M, Monaghan J, Kinderman G, eds. Surgical Gynecologic Oncology. New York: G. Georg Thieme Verlag; 1993.

147. Practice guidelines: uterine corpus sarcomas. Society of Gynecologic Oncologists Clinical

Practice Guidelines. Oncology(Huntingt) 1998;12(2):284-6.

148. Berchuck A, Rubin SC, Hoskins WJ, Saigo PE, Pierce VK, Lewis JL, Jr. Treatment of endometrial stromal tumors.Gynecol Oncol 1990;36(1):60-5.

149. Jaime L. Stadsvolda, Kelly L. Molpusb, John J. Bakerc,,Kim Michaela, Steven W. Remmengab,Conservative management of a myxoid endometrial stromal sarcoma in a 16-year-old nulliparous woman Gynecologic Oncology 99 (2005) 243 – 245

150. Berchuck A, Rubin SC ,treatment of uterine leiomysarcoma. Obst Gynecol 71 : 845-850,1988

151. Van Dihn T.Woodruff JD : Leiomyosarcomas of the utérus.Am J Obst Gynecol 144 : 817- 823.1992

152. Aaro LA, Symmonds RE, Dockerty MB. Sarcoma of the uterus. A clinical and pathologic study of 177 cases. Am J Obstet Gynecol 1966;94(1):101-9. 153. Norris HJ, Taylor HB. Mesenchymal tumors of the uterus. 3. A clinical and pathologic study of 31 carcinosarcomas. Cancer 1966;19(10):1459-65.

154. Taylor HB, Norris HJ. Mesenchymal tumors of the uterus. IV. Diagnosis and prognosis of leiomyosarcomas. Arch Pathol1966;82(1):40-4.

155. Chen SS. Propensity of retroperitoneal lymph node metastasis in patients with stage I sarcoma of the uterus. Gynecol Oncol1989;32(2):215-7.

156. Goff BA, Rice LW, Fleischhacker D, Muntz HG, Falkenberry SS, Nikrui N et al. Uterine leiomyosarcoma and endometrialstromal sarcoma: lymph node metastases and sites of recurrence. Gynecol Oncol 1993;50(1):105-9.

157. Podczaski ES, Woomert CA, Stevens CW, Jr., Manetta A, Larson JE, Zaino RJ et al. Management of malignant, mixed mesodermal tumors of the uterus. Gynecol Oncol 1989;32(2):240-4.

158. Silverberg SG, Major FJ, Blessing JA, Fetter B, Askin FB, Liao SY et al. Carcinosarcoma (malignant mixed mesodermal tumor) of the uterus. A Gynecologic Oncology Group pathologic study of 203 cases. Int J Gynecol Pathol 1990

159. Yamada SD, Burger RA, Brewster WR, Anton D, Kohler MF, Monk BJ. Pathologic variables and adjuvant therapy as predictors of recurrence and survival for patients with surgically evaluated carcinosarcoma of the uterus. Cancer 2000;88(12):2782-6.

160. EORTEC 55874,National Cancer Institute of Canada, Clinical Trials Group

161. Chauveinc L, Deniaud E, Plancher C, Sastre X, Amsani F, de la RA et al. Uterine sarcomas: the Curie Institut experience. Prognosis factors and adjuvant treatments. Gynecol Oncol 1999;72(2):232-7.

162. Hoffmann W, Schmandt S, Kortmann RD, Schiebe M, Dietl J, Bamberg M. Radiotherapy in the treatment of uterine sarcomas. A retrospective analysis of 54 cases. Gynecol Obstet Invest 1996;42(1):49-57.

163. Hornback NB, Omura G, Major FJ. Observations on the use o adjuvant radiation therapy in patients with stage I and IIuterine sarcoma. Int J Radiat Oncol Biol Phys 1986;12(12):2127-30.

164. Rose PG, Boutselis JG, Sachs L. Adjuvant therapy for stage I uterine sarcoma. Am J Obstet Gynecol 1987;156(3):660-2.

165. Tinkler SD, Cowie VJ. Uterine sarcomas: a review of the Edinburgh experience from 1974 to 1992. Br J Radiol1993;66(791):998-1001.

166. Ferrer F, Sabater S, Farrus B, Guedea F, Rovirosa A, Anglada L et al. Impact of radiotherapy on local control and survival in uterine sarcomas: a retrospective study from the Grup Oncologic Catala-Occita. Int J Radiat Oncol Biol Phys

167. Gerszten K, Faul C, Kounelis S, Huang Q, Kelley J, Jones MW. The impact of adjuvant radiotherapy on carcinosarcoma of the uterus. Gynecol Oncol 1998;68(1)

168. Hoffmann W, Schmandt S, Kortmann RD, Schiebe M, Dietl J, Bamberg M. Radiotherapy in the treatment of uterine sarcomas. A retrospective analysis of 54 cases. Gynecol Obstet Invest

1996;42(1):49-57.

169. Chi DS, Mychalczak B, Saigo PE, Rescigno J, Brown CL. The role of whole-pelvic irradiation in the treatment of early-stage uterine carcinosarcoma. Gynecol Oncol 1997;65(3):493-8.

170. Livi Clinical Oncology (2004) 16: 261–268 doi:10.1016/j.clon.2004.01.010Treatment of Uterine Sarcoma at the Royal Marsden Hospital from 1974 to 1998

171. .Echt G, Jepson J, Steel J, Langholz B, Luxton G, Hernandez W et al. Treatment of uterine sarcomas. Cancer 1990;66(1):35-9.

172. Shimm DS, Bell DA, Fuller AF, Bowling MC, Orlow EL, Munzenrider JE et al. Sarcomas of the uterine corpus: prognostic factors and treatment. Radiother Oncol 1984;2(3):201-7.

173. Sutton GP, Blessing JA, Barrett RJ, McGehee R. Phase II trial of ifosfamide and mesna in leiomyosarcoma of the uterus: a Gynecologic Oncology Group study. Am J Obstet Gynecol 1992;166(2):556-9.

174. Muss HB, Bundy B, DiSaia PJ, Homesley HD, Fowler WC, Jr., Creasman W et al. Treatment of recurrent or advanced uterine sarcoma. A randomized trial of doxorubicin versus doxorubicin and cyclophosphamide (a phase III trial of the Gynecologic Oncology Group). Cancer 1985;55(8):1648-

175. Omura GA, Blessing JA, Major F, Lifshitz S, Ehrlich CE, Mangan C et al. A randomized clinical trial of adjuvant adriamycin in uterine sarcomas: a Gynecologic Oncology Group Study. J Clin Oncol 1985;3(9):1240-5.

176. Omura GA, Major FJ, Blessing JA, Sedlacek TV, Thigpen JT, Creasman WT et al. A randomized study of adriamycin with and without dimethyl triazenoimidazole carboxamide in advanced uterine sarcomas. Cancer 1983;52(4):626-32

177. Adams. S, Hickson J, PDGFR as a potentiel therapeutic target in uterine sarcomas, Gynecologic Oncology Vol 104, March 2007, p 524-28

178. T . Mutsubashi, MD, KIT-negative undifferentiated endometrial sarcoma with the amplified epidermal growth factor receptor gene showing a temporary response to imatinib mesylate,Elsevier 2007-10-15

179. Emoto M, Tachibana K,antitumor effect of TNP-470, an angiogenisis inhibitor, combined with ultrasound irradiation from human sarcomas,Cancer Sci 2007, Jun,,p 929-35

180. Augusto. Mesia MD , effects of leuprolide on low grade endometrial stromal sarcoma, Americain journal of gynecoloy and obstetrics, 2005

181. Pink D. Lindner T. Harm or benefit of hormonal treatment in matastasis low grade endometrial stromal sarcoma : singla center experience with 10 cases and review of the litterature. Gynec Oncol Jun 2006 ; 101

182.

183. Lo Ca, Huang SC, Discordant responses to progestin in a patient with uterine low-grade smooth muscle tumors metastatic to the lung, Obstet Gynaecol Res, 2005, Oct ; 31(5)

184. R. Koivisto- Korander, A.Leminen : Mifepristone as treatment of recurrent progesterone receptor-positive uterine leiomyosarcoma. Obstet Gynecol, 109 (2 Pt2) : 512-4, Février 2007.

185. C.Burke, K. Hickey : Treatment of endometrial stromal sarcoma with a gonadotropinreleasing hormone analogue ; Obstet Gynecol 104 (5 Pt 2) :1182-4 ; novenbre 2004

186. Nicholas Reed, Uterine Sarcomas-The Biggest Challenge ? The Royal College Of Radiologists UK,clinical Oncology (2002) 14 : 50-53

187. Blom R, Guerrieri C (1999) Adenosacroma of the uterus: a clinicopathologic, DNA flow cytometric, p53 and mdm-2 analysis of 11 cases.Int J Gynecol Cancer 9:67-43.

188. Major FJ, Blessing JA, Silverberg SG, Morrow CP, Creasman WT, Currie JL, Yordan E, Brady MF (1993). Prognostic factors in early-stage uterine sarcoma. A Gynecologic Oncology Group study. Cancer 71: 1702-1709

189. Pautier P, Genestie C, Rey A, Morice P, Roche B, Lhomme C et al. Analysis of clinicopathologic prognostic factors for157 uterine sarcomas and evaluation of a grading score validated for soft tissue sarcoma. Cancer 2000;88(6):1425-31

190. Olah KS, Dunn JA, Gee H. Leiomyosarcomas have a poorer prognosis than mixed mesodermal tumours when adjusting forknown prognostic factors: the result of a retrospective study of 423 cases of uterine sarcoma. Br J Obstet Gynaecol 1992;99(7):590-4.

191. Lennart K, Lennart B, Ulf S, Bernard T. Flow cytometric analysis of uterine sarcomas. Gynecol Oncol 1994;55(3 Pt1):339-42.

192. Wolfson AH, Benedetto PW, Mnaymneh W, Moffat FL, Robinson DS, Boyer C et al. Does a radiation dose-response relation exist concerning survival of patients who have soft-tissue sarcomas of the extremities? Radiation

dose-response relation for softtissue sarcomas. Am J Clin Oncol 1998;21(3):270-4.

193. Malmstrom H, Schmidt H, Persson PG, Carstensen J, Nordenskjold B, Simonsen E. Flow cytometric analysis of uterine sarcoma: ploidy and S-phase rate as prognostic indicators. Gynecol Oncol 1992; 44(2):172-7.

194. Covens AL, Nisker JA, Chapman WB, Allen HH. Uterine sarcoma: an analysis of 74 cases. Am J Obstet Gynecol 1987;156(2):370-4.

195. Nordal RR, Kristensen GB, Stenwig AE, Nesland JM, Pettersen EO, Trope CG. An evaluation of prognostic factors in uterine carcinosarcoma. Gynecol Oncol 1997;67(3):316-21.

196. Marth C, Windbichler G, Petru E, Dirschlmayer W, Obermair A, Czerwenka K et al. Parity as an independent prognostic factor in malignant mixed mesodermal tumors of the endometrium.

Gynecol Oncol 1997;64(1):121-5

197. Sartori E, Bazzurini L, Gadducci A, Landoni F, Lissoni A, Maggino T et al. Carcinosarcoma of the uterus: a clinicopathological multicenter CTF study. Gynecol Oncol 1997;67(1):70-5.

198. Nola M, Babic D, Ilic J, Marusic M, Uzarevic B, Petrovecki M et al. Prognostic parameters for survival of patients with malignant mesenchymal tumors of the uterus. Cancer 1996;78(12):2543- 50.

199. Spanos WJ, Jr., Wharton JT, Gomez L, Fletcher GH, Oswald MJ. Malignant mixed Mullerian tumors of the uterus. Cancer 1984;53(2):311-6.

200. Doss LL, Llorens AS, Henriquez EM. Carcinosarcoma of the uterus: a 40-year experience from the state of Missouri. Gynecol Oncol 1984;18(1):43-53

201. Blom R, Guerrieri C, Stal O, Malmstrom H, Simonsen E. Leiomyosarcoma of the uterus: A

clinicopathologic, DNA flow cytometric, p53, and mdm-2 analysis of 49 cases. Gynecol Oncol 1998;68(1):54-61.

202. Nordal RR, Kristensen GB, Kaern J, Stenwig AE, Pettersen EO, Trope CG. The prognostic significance of stage, tumor size, cellular atypia and DNA ploidy in uterine leiomyosarcoma. Acta Oncol 1995;34(6):797-802.

203. Berchuck A, Rubin SC, Hoskins WJ, Saigo PE, Pierce VK, Lewis JL,Jr. Treatment of uterine
leiomyosarcoma. Obstet Gynecol 1988;71(6 Pt 1):845-50

204. Kahanpaa KV, Wahlstrom T, Grohn P, Heinonen E, Nieminen U, Widholm O. Sarcomas of the uterus: a clinicopathologic study of 119 patients. Obstet Gynecol 1986;67(3):417-24.

205. Vardi JR, Tovell HM. Leiomyosarcoma of the uterus: clinicopathologic study. Obstet Gynecol 1980;56(4):428-34.

206. Hannigan EV, Gomez LG. Uterine leiomyosarcoma. Am J Obstet Gynecol 1979;134(5):557- 64.

207. Evans HL. Endometrial stromal sarcoma and poorly differentiated endometrial sarcoma. Cancer 1982; 50(10):2170-82.

208. De Fusco PA, Gaffey TA, Malkasian GD, Jr., Long HJ, Cha SS. Endometrial stromal sarcoma: review of Mayo Clinic experience, 1945-1980. Gynecol Oncol 1989; 35(1):8-14

209. Nordal RR, Kristensen GB, Stenwig AE, Trope CG, Nesland JM. Immunohistochemical analysis of p53 protein in uterine sarcomas. Gynecol Oncol 1998; 70(1):45-8.

210. Nordal RR, Thoresen SO. Uterine sarcomas in Norway 1956-1992: incidence, survival and mortality. Eur J Cancer 1997;33(6):907-11.

211. Iwasa Y, Haga H, Konishi I, Kobashi Y, Higuchi K, Katsuyama E et al. Prognostic factors in uterine carcinosarcoma: a clinicopathologic study of 25 patients. Cancer 1998; 82(3):512-9.

212. Larson B, Silfversward C, Nilsson B, Pettersson F. Mixed mullerian tumours of the uterus-- prognostic factors: a clinical and histopathologic study of 147 cases. Radiother Oncol 1990; 17(2):123-32.

213. Macasaet MA, Waxman M, Fruchter RG, Boyce J, Hong P, Nicastri AD et al. Prognostic factors in malignant mesodermal (mullerian) mixed tumors of the uterus. Gynecol Oncol 1985;20(1):32-42.

214. Kanbour AI, Buchsbaum HJ, Hall A, Kanbour AI. Peritoneal cytology in malignant mixed mullerian tumors of the uterus. Gynecol Oncol 1989;33(1):91-5.

215. Nordal RR, Kristensen GB, Kaern J, Stenwig AE, Pettersen EO, Trope CG. The prognostic significance of stage, tumor size, cellular atypia and DNA ploidy in uterine leiomyosarcoma. Acta Oncol 1995;34(6):797-802.

216. Gadducci A, Landoni F, Sartori E, Zola P, Maggino T, Lissoni A et al. Uterine leiomyosarcoma: analysis of treatment failures and survival. Gynecol Oncol 1996; 62(1):25-32.

217. Charles A. Le ath, K. Warner Huh: A multi-institutional review of outcomes of endometrial stromal sarcoma, Gynecologic Oncology, 2007

218. Liu FS, Kohler MF, Marks JR, Bast RC, Jr., Boyd J, Berchuck A. Mutation and overexpression of the p53 tumor suppressor gene frequently occurs in uterine and ovarian sarcomas. Obstet Gynecol 1994;83(1):118-24.

219. Anderson SE,Nonaka D, p53, epidermal growth factor, and plated-derived growth factor in uterine leiomyosarcoma and leiomyoma, Gynecol CancerMar-Apr; 16(2): 849; 2006

220. Gadducci A, et a Gadducci A, et al., The management of patients with uterine sarcoma: A debated clinical challenge, Crit. Rev. Oncol./Hematol. (2007), doi:10.1016/j.critrevonc.2007.06.011l., The management of patients with uterine sarcoma: A debated clinical challenge,Crit. Rev. Oncol./Hematol. (2007), doi:10.1016/j.critrevonc.2007.06.011

221. Van Dinh T, Woodruff JD. Leiomyosarcoma of the uterus. Am J Obstet Gynecol 1982; 144:817– 23

222. Liu FS, Kohler MF, Marks JR, Bast RC, Jr., Boyd J, Berchuck A. Mutation and overexpression of the p53 tumor suppressor gene frequently occurs in uterine and ovarian sarcomas. Obstet

Gynecol 1994;83(1):118-24.s

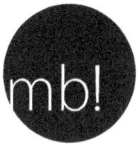

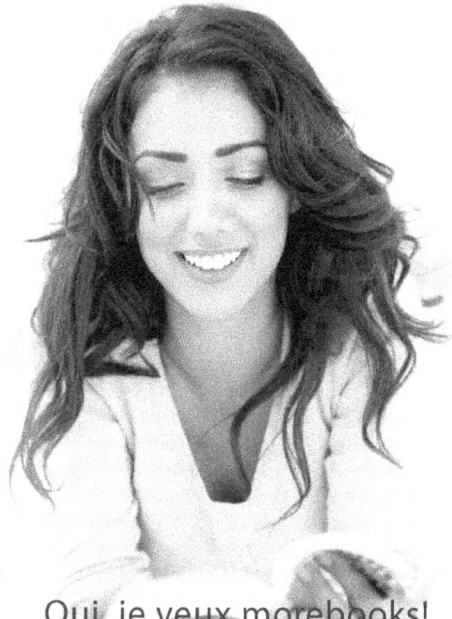